U0334989

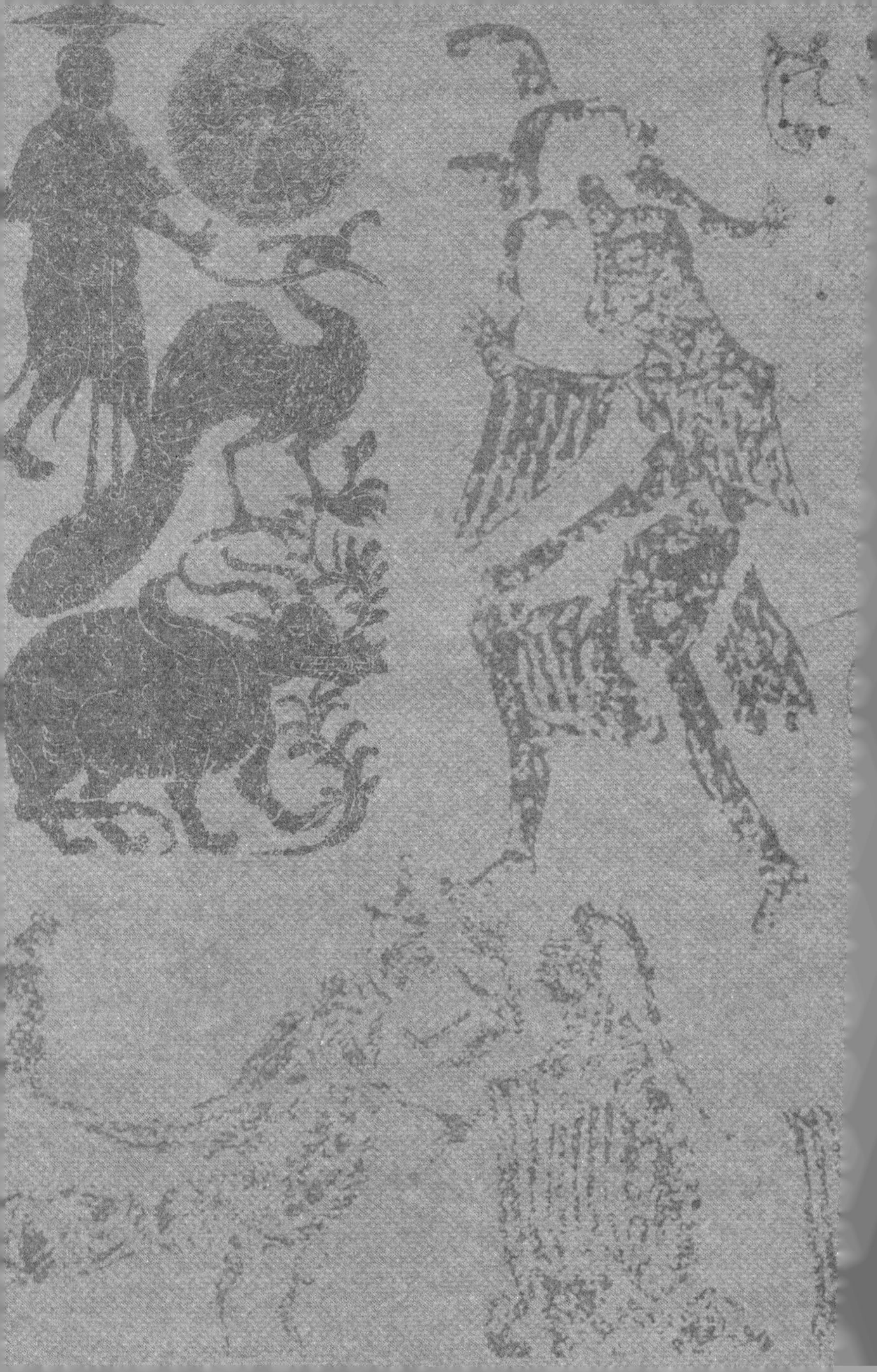

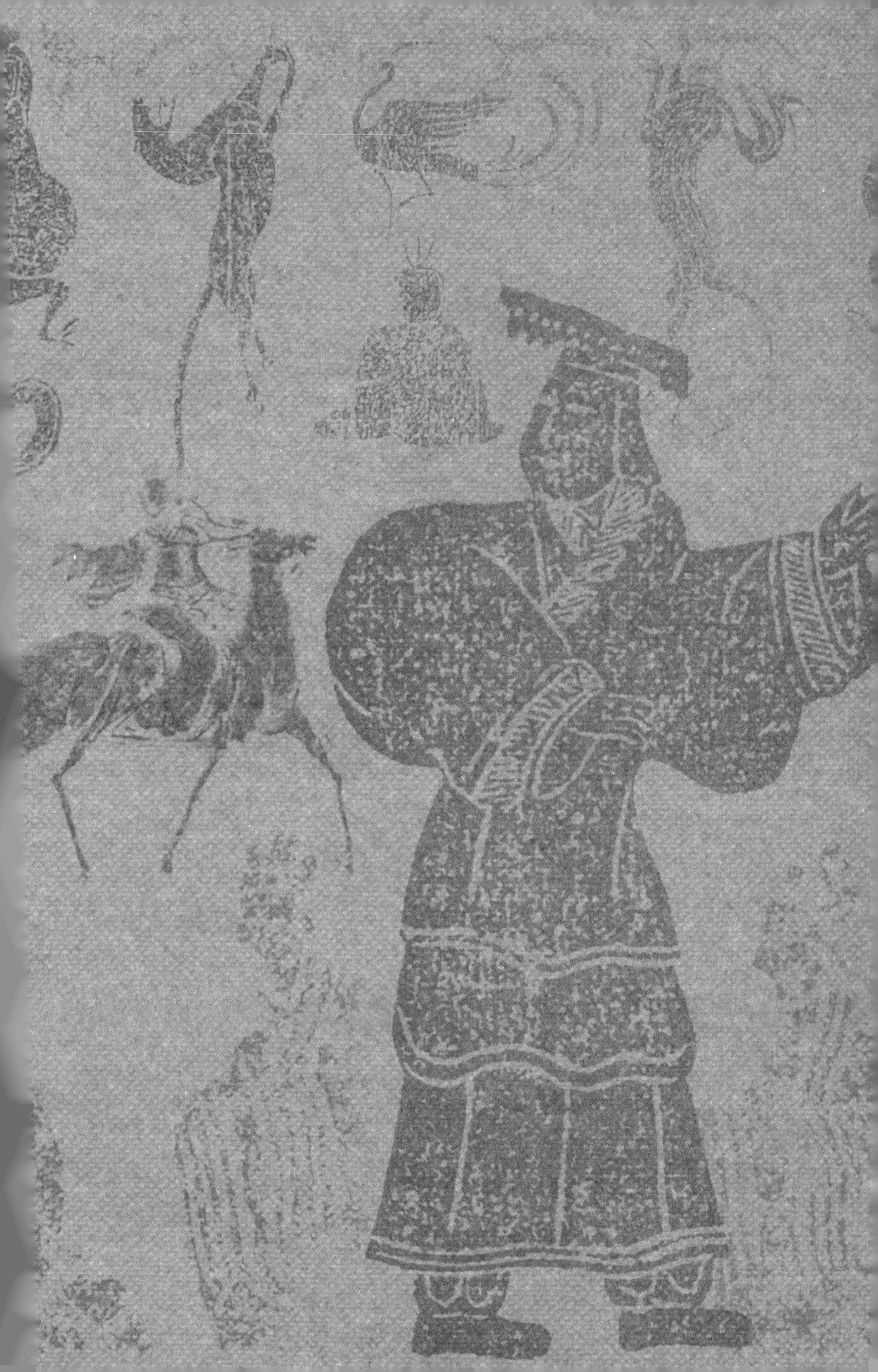

中国古医籍整理丛书

医学辨正

清·张学醇 编著

王颖晓 于 凌 胡冬裴 校注

中国中医药出版社

·北 京·

图书在版编目（CIP）数据

医学辨正/（清）张学醇编著；王颖晓，于凌，胡冬裴校注．—北京：中国中医药出版社，2015.12

（中国古医籍整理丛书）

ISBN 978-7-5132-2964-7

Ⅰ.①医… Ⅱ.①张… ②王… ③于… ④胡… Ⅲ.①辨证论治-中国-清代 Ⅳ.①R241

中国版本图书馆CIP数据核字（2015）第284943号

中 国 中 医 药 出 版 社 出 版
北京市朝阳区北三环东路28号易亨大厦16层
邮政编码 100013
传真 010 64405750
三河市鑫金马印装有限公司印刷
各地新华书店经销

*

开本 710×1000 1/16 印张 10.5 字数 68千字
2015年12月第1版 2015年12月第1次印刷
书 号 ISBN 978-7-5132-2964-7

*

定价 32.00元
网址 www.cptcm.com

如有印装质量问题请与本社出版部调换

社长热线 010 64405720
购书热线 010 64065415 010 64065413
微信服务号 zgzyycbs
书店网址 csln.net/qksd/
官方微博 http://e.weibo.com/cptcm
淘宝天猫网址 http://zgzyycbs.tmall.com

国家中医药管理局
中医药古籍保护与利用能力建设项目
组织工作委员会

主　任　委　员　王国强

副 主 任 委 员　王志勇　李大宁

执行主任委员　曹洪欣　苏钢强　王国辰　欧阳兵

执行副主任委员　李　昱　武　东　李秀明　张成博

委　　　　员

各省市项目组分管领导和主要专家

（山东省）武继彪　欧阳兵　张成博　贾青顺

（江苏省）吴勉华　周仲瑛　段金廒　胡　烈

（上海市）张怀琼　季　光　严世芸　段逸山

（福建省）阮诗玮　陈立典　李灿东　纪立金

（浙江省）徐伟伟　范永升　柴可群　盛增秀

（陕西省）黄立勋　呼　燕　魏少阳　苏荣彪

（河南省）夏祖昌　刘文第　韩新峰　许敬生

（辽宁省）杨关林　康廷国　石　岩　李德新

（四川省）杨殿兴　梁繁荣　余曙光　张　毅

各项目组负责人

王振国（山东省）　王旭东（江苏省）　张如青（上海市）

李灿东（福建省）　陈勇毅（浙江省）　焦振廉（陕西省）

蔡永敏（河南省）　鞠宝兆（辽宁省）　和中浚（四川省）

项目专家组

顾　问　马继兴　张灿玾　李经纬

组　长　余瀛鳌

成　员　李致忠　钱超尘　段逸山　严世芸　鲁兆麟
郑金生　林端宜　欧阳兵　高文柱　柳长华
王振国　王旭东　崔　蒙　严季澜　黄龙祥
陈勇毅　张志清

项目办公室（组织工作委员会办公室）

主　任　王振国　王思成

副主任　王振宇　刘群峰　陈榕虎　杨振宁　朱毓梅
刘更生　华中健

成　员　陈丽娜　邱　岳　王　庆　王　鹏　王春燕
郭瑞华　宋咏梅　周　扬　范　磊　张永泰
罗海鹰　王　爽　王　捷　贺晓路　熊智波

秘　书　张丰聪

前 言

中医药古籍是传承中华优秀文化的重要载体，也是中医学传承数千年的知识宝库，凝聚着中华民族特有的精神价值、思维方法、生命理论和医疗经验，不仅对于传承中医学术具有重要的历史价值，更是现代中医药科技创新和学术进步的源头和根基。保护和利用好中医药古籍，是弘扬中国优秀传统文化、传承中医学术的必由之路，事关中医药事业发展全局。

1949 年以来，在政府的大力支持和推动下，开展了系统的中医药古籍整理研究。1958 年，国务院科学规划委员会古籍整理出版规划小组在北京成立，负责指导全国的古籍整理出版工作。1982 年，国务院古籍整理出版规划小组召开全国古籍整理出版规划会议，制定了《古籍整理出版规划（1982—1990）》，卫生部先后下达了两批 200 余种中医古籍整理任务，掀起了中医古籍整理研究的新高潮，对中医文化与学术的弘扬、传承和发展，发挥了极其重要的作用，产生了不可估量的深远影响。

2007 年《国务院办公厅关于进一步加强古籍保护工作的意见》明确提出进一步加强古籍整理、出版和研究利用，以及

"保护为主、抢救第一、合理利用、加强管理"的方针。2009年《国务院关于扶持和促进中医药事业发展的若干意见》指出，要"开展中医药古籍普查登记，建立综合信息数据库和珍贵古籍名录，加强整理、出版、研究和利用"。《中医药创新发展规划纲要（2006—2020）》强调继承与创新并重，推动中医药传承与创新发展。

2003～2010年，国家财政多次立项支持中国中医科学院开展针对性中医药古籍抢救保护工作，在中国中医科学院图书馆设立全国唯一的行业古籍保护中心，影印抢救濒危珍本、孤本中医古籍1640余种；整理发布《中国中医古籍总目》；遴选351种孤本收入《中医古籍孤本大全》影印出版；开展了海外中医古籍目录调研和孤本回归工作，收集了11个国家和2个地区137个图书馆的240余种书目，基本摸清流失海外的中医古籍现状，确定国内失传的中医药古籍共有220种，复制出版海外所藏中医药古籍133种。2010年，国家财政部、国家中医药管理局设立"中医药古籍保护与利用能力建设项目"，资助整理400余种中医药古籍，并着眼于加强中医药古籍保护和研究机构建设，培养中医古籍整理研究的后备人才，全面提高中医药古籍保护与利用能力。

在此，国家中医药管理局成立了中医药古籍保护和利用专家组和项目办公室，专家组负责项目指导、咨询、质量把关，项目办公室负责实施过程的统筹协调。专家组成员对古籍整理研究具有丰富的经验，有的专家从事古籍整理研究长达70余年，深知中医药古籍整理研究的重要性、艰巨性与复杂性，履行职责认真务实。专家组从书目确定、版本选择、点校、注释等各方面，为项目实施提供了强有力的专业指导。老一辈专家的学术水平和智慧，是项目成功的重要保证。项目承担单位山东中医药大学、南京中医药大学、上海中医药大学、福建中医药大学、浙江省中医药研究院、陕西省中医药研究院、河南省中医药研究院、辽宁中医药大学、成都中医药大学及所在省市中医药管理部门精心组织，充分发挥区域间互补协作的优势，并得到承担项目出版工作的中国中医药出版社大力配合，全面推进中医药古籍保护与利用网络体系的构建和人才队伍建设，使一批有志于中医学术传承与古籍整理工作的人才凝聚在一起，研究队伍日益壮大，研究水平不断提高。

本着“抢救、保护、发掘、利用”的理念，该项目重点选择近60年未曾出版的重要古医籍，综合考虑所选古籍的保护价值、学术价值和实用价值。400余种中医药古籍涵盖了医经、基础理论、诊法、伤寒金匮、温病、本草、方书、内科、外科、女科、儿科、伤科、眼科、咽喉口齿、针灸推拿、养生、医案医话医论、医史、临证综合等门类，跨越唐、宋、金元、明以迄清末。全部古籍均按照项目办公室组织完成的行业标准《中医古籍整理规范》及《中医药古籍整理细则》进行整理校注，绝大多数中医药古籍是第一次校注出版，一批孤本、稿本、抄本更是首次整理面世。对一些重要学术问题的研究成果，则集中收录于各书的“校注说明”或“校注后记”中。

“既出书又出人”是本项目追求的目标。近年来，中医药古籍整理工作形势严峻，老一辈逐渐退出，新一代普遍存在整理研究古籍的经验不足、专业思想不坚定等问题，使中医古籍整理面临人才流失严重、青黄不接的局面。通过本项目实施，搭建平台，完善机制，培养队伍，提升能力，经过近5年的建设，锻炼了一批优秀人才，老中青三代齐聚一堂，有效地稳定了研究队伍，为中医药古籍整理工作的开展和中医文化与学术的传承提供必备的知识和人才储备。

本项目的实施与《中国古医籍整理丛书》的出版，对于加强中医药古籍文献研究队伍建设、建立古籍研究平台，提高古籍整理水平均具有积极的推动作用，对弘扬我国优秀传统文化，推进中医药继承创新，进一步发挥中医药服务民众的养生保健与防病治病作用将产生深远影响。

第九届、第十届全国人大常委会副委员长许嘉璐先生，国家卫生计生委副主任、国家中医药管理局局长、中华中医药学会会长王国强先生，我国著名医史文献专家、中国中医科学院马继兴先生在百忙之中为丛书作序，我们深表敬意和感谢。

由于参与校注整理工作的人员较多，水平不一，诸多方面尚未臻完善，希望专家、读者不吝赐教。

国家中医药管理局中医药古籍保护与利用能力建设项目办公室

二〇一四年十二月

许 序

“中医”之名立，迄今不逾百年，所以冠以“中”字者，以别于“洋”与“西”也。慎思之，明辨之，斯名之出，无奈耳，或亦时人不甘泯没而特标其犹在之举也。

前此，祖传医术（今世方称为“学”）绵延数千载，救民无数；华夏屡遭时疫，皆仰之以度困厄。中华民族之未如印第安遭染殖民者所携疾病而族灭者，中医之功也。

医兴则国兴，国强则医强。百年运衰，岂但国土肢解，五千年文明亦不得全，非遭泯灭，即蒙冤扭曲。西方医学以其捷便速效，始则为传教之利器，继则以“科学”之冕畅行于中华。中医虽为内外所夹击，斥之为蒙昧，为伪医，然四亿同胞衣食不保，得获西医之益者甚寡，中医犹为人民之所赖。虽然，中国医学日益陵替，乃不可免，势使之然也。呜呼！覆巢之下安有完卵？

嗣后，国家新生，中医旋即得以重振，与西医并举，探寻结合之路。今也，中华诸多文化，自民俗、礼仪、工艺、戏曲、历史、文学，以至伦理、信仰，皆渐复起，中国医学之兴乃属必然。

迄今中医犹为国家医疗系统之辅，城市尤甚。何哉？盖一则西医赖声、光、电技术而于20世纪发展极速，中医则难见其进。二则国人惊羡西医之“立竿见影”，遂以为其事事胜于中医。然西医已自觉将入绝境：其若干医法正负效应相若，甚或负远逾于正；研究医理者，渐知人乃一整体，心、身非如中世纪所认定为二对立物，且人体亦非宇宙之中心，仅为其一小单位，与宇宙万象万物息息相关。认识至此，其已向中国医学之理念“靠拢”矣，虽彼未必知中国医学何如也。唯其不知中国医理何如，纯由其实践而有所悟，益以证中国之认识人体不为伪，亦不为玄虚。然国人知此趋向者，几人？

国医欲再现宋明清高峰，成国中主流医学，则一须继承，一须创新。继承则必深研原典，激清汰浊，复吸纳西医及我藏、蒙、维、回、苗、彝诸民族医术之精华；创新之道，在于今之科技，既用其器，亦参照其道，反思己之医理，审问之，笃行之，深化之，普及之，于普及中认知人体及环境古今之异，以建成当代国医理论。欲达于斯境，或需百年欤？予恐西医既已醒悟，若加力吸收中医精粹，促中医西医深度结合，形成21世纪之新医学，届时“制高点”将在何方？国人于此转折之机，能不忧虑而奋力乎？

予所谓深研之原典，非指一二习见之书、千古权威之作；就医界整体言之，所传所承自应为医籍之全部。盖后世名医所著，乃其秉诸前人所述，总结终生行医用药经验所得，自当已成今世、后世之要籍。

盛世修典，信然。盖典籍得修，方可言传言承。虽前此50余载已启医籍整理、出版之役，惜旋即中辍。阅20载再兴整理、出版之潮，世所罕见之要籍千余部陆续问世，洋洋大观。

今复有“中医药古籍保护与利用能力建设”之工程，集九省市专家，历经五载，董理出版自唐迄清医籍，都400余种，凡中医之基础医理、伤寒、温病及各科诊治、医案医话、推拿本草，俱涵盖之。

嘻！璐既知此，能不胜其悦乎？汇集刻印医籍，自古有之，然孰与今世之盛且精也！自今而后，中国医家及患者，得览斯典，当于前人益敬而畏之矣。中华民族之屡经灾难而益蕃，乃至未来之永续，端赖之也，自今以往岂可不后出转精乎？典籍既蜂出矣，余则有望于来者。

谨序。

第九届、十届全国人大常委会副委员长

许嘉璐

二○一四年冬

王 序

中医学是中华民族在长期生产生活实践中，在与疾病作斗争中逐步形成并不断丰富发展的医学科学，是中国古代科学的瑰宝，为中华民族的繁衍昌盛作出了巨大贡献，对世界文明进步产生了积极影响。时至今日，中医学作为我国医学的特色和重要医药卫生资源，与西医学相互补充、相互促进、协调发展，共同担负着维护和促进人民健康的任务，已成为我国医药卫生事业的重要特征和显著优势。

中医药古籍在存世的中华古籍中占有相当重要的比重，不仅是中医学术传承数千年最为重要的知识载体，也是中医为中华民族繁衍昌盛发挥重要作用的历史见证。中医药典籍不仅承载着中医的学术经验，而且蕴含着中华民族优秀的思想文化，凝聚着中华民族的聪明智慧，是祖先留给我们的宝贵物质财富和精神财富。加强对中医药古籍的保护与利用，既是中医学发展的需要，也是传承中华文化的迫切要求，更是历史赋予我们的责任。

2010 年，国家中医药管理局启动了中医药古籍保护与利用能力建设项目。这既是传承中医药的重要工程，也是弘扬优秀民族文化的重要举措，不仅能够全面推进中医药的有效继承和创新发展，为维护人民健康做出贡献，也能够彰显中华民族的璀璨文化，为实现中华民族伟大复兴的中国梦作出贡献。

相信这项工作一定能造福当今，嘉惠后世，福泽绵长。

国家卫生与计划生育委员会副主任

国家中医药管理局局长

中华中医药学会会长

王国强

二〇一四年十二月

马 序

新中国成立以来，党和国家高度重视中医药事业发展，重视古籍的保护、整理和研究工作。自1958年始，国务院先后成立了三届古籍整理出版规划小组，分别由齐燕铭、李一氓、匡亚明担任组长，主持制订了《整理和出版古籍十年规划（1962—1972）》《古籍整理出版规划（1982—1990）》《中国古籍整理出版十年规划和“八五”计划（1991—2000）》等，而第三次规划中医药古籍整理即纳入其中。1982年9月，卫生部下发《1982—1990年中医古籍整理出版规划》，1983年1月，中医古籍整理出版办公室正式成立，保证了中医古籍整理出版规划的实施。2002年2月，《国家古籍整理出版“十五”（2001—2005）重点规划》经新闻出版署和全国古籍整理出版规划领导小组批准，颁布实施。其后，又陆续制定了国家古籍整理出版“十一五”和“十二五”重点规划。国家财政多次立项支持中国中医科学院开展针对性中医药古籍抢救保护工作，文化部在中国中医科学院图书馆专门设立全国唯一的行业古籍保护中心，国家先后投入中医药古籍保护专项经费超过3000万元，影印抢救濒危珍、善、孤本中医古籍1640余种，开展了海外中医古籍目录调研和孤本回归工作。2010年，国家财政部、国家中医药管理局安排国家公共卫生专项资金，设立了“中医药古籍保护与利用能力建设项目”，这是继1982~1986年第一批、第二批重要中医药古籍整理之后的又一次大规模古籍整理工程，重点整理新中国成立后未曾出版的重要古籍，目标是形成并普及规范的通行本、传世本。

为保证项目的顺利实施，项目组特别成立了专家组，承担咨询和技术指导，以及古籍出版之前的审定工作。专家组中的许多成员虽逾古稀之年，但老骥伏枥，孜孜不倦，不仅对项目进行宏观指导和质量把关，更重要的是通过古籍整理，以老带新，言传身教，培养一批中医药古籍整理研究的后备人才，促进了中医药古籍保护和研究机构建设，全面提升了我国中医药古籍保护与利用能力。

作为项目组顾问之一，我深感中医药古籍保护、抢救与整理工作的重要性和紧迫性，也深知传承中医药古籍整理经验任重而道远。令人欣慰的是，在项目实施过程中，我看到了老中青三代的紧密衔接，看到了大家的坚持和努力，看到了年轻一代的成长。相信中医药古籍整理工作的将来会越来越好，中医药学的发展会越来越好。

欣喜之余，以是为序。

中国中医科学院研究员

马继兴

二〇一四年十二月

校注说明

一、作者和成书年代

《医学辨正》由清末医家张学醇编著。张学醇（生卒年不可考），字筱溥，山阴（今浙江绍兴）人。张学醇早期从戎，解甲归田后因老母多病，遂究心医学，专力《内经》，上明轩岐之蕴奥，下评后人之误解，著成《医学辨正》一书。该书成书于清光绪庚辰年（1880），初刊于光绪辛巳年（1881），不分卷，再刊于清光绪丙申年（1896），分四卷。

二、版本考辨

现存版本经考证有四种，即：成书于清光绪庚辰年（1880），刊于光绪辛巳年（1881）的刻本（简称“光绪辛巳年刻本”），不分卷；清光绪丙申年（1896）退补草堂刻本（简称“退补草堂刻本”），分四卷，内容在光绪辛巳年刻本的基础上有增加；1920年绍兴医药学报社刊印的裘氏本（简称“绍兴裘氏本”），分四卷，内容与退补草堂刻本内容基本相同；民国抄本，为民国戊辰上春子龄藏（简称“民国抄本”），不分卷，按光绪辛巳年刻本抄录，后附李璧乡《医学辨正》洗赘瘤方、治汤火伤、刀伤验方，汪可亭搽癣方，喉风吹药方。《中国中医古籍总目》提示的清抄本，因首都医科大学图书馆不对外开放而未能考证。

光绪辛巳年刻本和退补草堂刻本卷一均有医论28篇。经对照，两书医论题名相同的有16篇，分别为：浮沉迟数分脏腑不分寒热论、脉有阴阳论、男女阴阳论、小儿阴阳论、南北阴阳论、四时阴阳论、脉持大纲论、天地人三才论、三部九候论、男女异脉论、十二经各有阴阳论、寒热真假论、虚实即寒热论、五脏各有寒热论、药治风寒暑湿不能治七情论、药可治病不能常服论。两书医论题名不同的有 12 篇，其中光绪辛巳年刻本为：学医先读《灵》《素》论、色脉失传论、脏腑部位考、人迎寸口即寒热之别名论、万病皆须分阴阳论、五味各有阴阳论、调经不可概用归芎论、产后不可概服生化汤论、吐血服凉药百无一生论、有病禁食论、诊脉不能说话论、医生行道见识不能长论。退补草堂刻本为：望闻问切失传论、诊脉部位错乱论、人迎寸口分寒热论、万病皆须分寒热论、诊脉论、望问论、张仲景《伤寒论》、华佗《中藏经》论、庸医杀人论、本草论、分寒热用药论、决生死论。光绪辛巳年刻本在医论后另有三篇论述：诊脉法并图、用药法、十二经寒热轻重方。再就两书医论中共同篇章的内容比较，光绪辛巳年刻本与退补草堂刻本亦有一定差异。总体而言，后者较前者更详细并有少量注解。此外，退补草堂刻本另增三卷，其中卷二论十二经脉循行部位、主病，并按十二经治法的不同列出相应中药；卷三述全身官窍形体各部位及五脏主病，兼论淋浊、遗精等诸病 29 篇；卷四续论厥逆、疟病、咳嗽等，以及妇科、儿科、痈疽诸病 16 篇。卷三、卷四疾病按病证、证型、方剂和组成论述，时有作者的临证经验介绍。综上所述，退补草堂刻本是作者光绪辛巳年刻本的增补本，临床价值更大，所以本次校注选用清光绪丙申年（1896）退补草堂刻本作为底本，以绍兴裘氏本为主校本，以光绪辛巳年刻本为参校本。

本次校注所选的退补草堂刻本，由张学醇之子张克元校订，分四卷。卷一著有医论 28 篇，以《内经》理论为据，从不同角度论述阴阳、寒热及诊脉与生死判识。卷二主要论十二经脉循行、主病，并按十二经治法不同列出相应中药160味（手厥阴心包络经、手少阳三焦经未列中药）。卷三共计29篇，主要论述头、面、眼、鼻、耳、口舌、咽喉、牙齿及五脏主病、治法与方药，兼论疝、淋浊、遗精、阳痿、小便、泄泻、秘结、痔疮、痢疾等病的辨证、治法、方药。卷四主要论述厥逆、疟病、咳嗽、喘促、中风、外感、内伤、湿热、黄疸、血症、霍乱、癫狂、鸦片烟、妇科、儿科、痈疽等病的辨证、治法、方药。

三、校注原则和体例

1. 采用现代标点方法，对原书进行重新句读。凡原书中的繁体字，均改为规范简化字。

2. 凡底本中因刻写致误的明显错字，予以径改，不出校记。底本中字形属一般笔画之误，如日、曰混淆，己、巳、已不分者，予以径改，不出校记。底本中多次出现“症”与“证”混用，系古人认为二字意义相同故常习用，为保持原貌不做改动。

3. 底本中的异体字、古字，统一以规范字律齐，径改不出校记。

4. 底本中不规范的药名予以径改，不出校记。如“兵榔”改为“槟榔”，“山查”改为“山楂”等。

5. 底本中使用的通假字原则上不改，于首见处出校记说明。

6. 对底本中出现的难读、异读字词予以注音，在校记中采用汉语拼音加直音的方法，加括号书于被注音字词后。

7. 底本与校本文字互异，如确系底本有误，则据校本改正，并出校记说明。

8. 底本中引用他书文句，与原书有文字差异及增减者，视不同情形分别处理。

9. 原书目录在每卷之前，今一并置于正文之前。

序

张子和《儒门事亲》云：为人子者不可不知医。余早岁从戎，无暇习学。丙寅乞假南归，老母多病，日事药炉，留心医道，觉《伤寒》《金匮》及刘、朱、张、李①诸子之法未尽善。得《灵枢》《素问》而读之，始知医具五行生克之义、阴阳消长之机，非诸家一偏之见所可比。然头绪分繁②，未得要领，不敢轻易治病，以人命为尝试。及悟得脉之阴阳藏于上下、内外、来去六字之中，从此豁然贯通。三十余年以来，所治之症虽不能尽保万全，而错者亦稀。范文正公③云：不为良相，则为良医。以良相可以救人，良医亦可救人也。然救之于一时，不如救之于万世，是又贵乎立言④以垂久远。于是著医论二十八篇，上以明轩岐之蕴奥，下以发后人之误解。复以本草有讹错，取各药逐味而尝之，选常用者一百六十种，分阴阳五味，列于十二经脉之后，使人知所趋向。至于方剂，遵《内经》"热⑤淫于内，治以辛凉，佐以苦甘"之法最为简便，本可无须立方。或曰："《内经》以无方而失传。子不立方，后人亦必束诸高阁，焉能济世?"因而又选古人之经验良方列于各症之下，不知医者按症查方，亦可愈病。惟内中见解多半与前贤相左，

① 刘朱张李：指刘完素、朱丹溪、张从正、李杲金元四大家。

② 分繁：亦作"纷繁"，多而杂。

③ 范文正公：范仲淹，字希文，谥文正，世称范文正公，北宋著名的政治家、思想家、军事家、文学家、教育家。

④ 立言：著书立说。"立言"最早见于《左传》，与立德、立功并列。

⑤ 热：《素问·至真要大论》作"风"。

故名之曰《医学辨正》。予岂好辨哉？予不得已也。

光绪丙申仲春①山阴张学醇筱溥书于退补草堂

① 仲春：春季的第二个月，即农历二月。

目　录

卷　一

卷　二

卷　三

卷　四

卷　一

望闻问切失传论

《灵枢》《素问》，乃黄帝与其臣岐伯互相问答之词。明五行生克之理，发阴阳消长之机，望闻问切，四法皆备，为医学之祖。五千年来，无能得其蕴奥。刘、朱、张、李为医门之四大家，自云极一生之力，不能参透。后学因此畏难而不读。今日学医之士，无不取《汤头歌诀》而读之，以之治病，得失无定。再则因病而学医，从《伤寒》《金匮》入手，尊仲景为圣人，自以为已超绝顶，然皆见症施治，仍无准绳。欲求万全，须问途于《灵》《素》。而《灵》《素》所重者，望闻问切。望，非明目者不能察。后人因目力不及，望之不准，不甚推求。惟切脉，则学医者人人习之，而又为昔贤解错，以讹传讹，亦不过徒存其名。闻，则更无把握。世上所行者，惟问之一法。细揣经文，古之所谓问者，问寒热之内外以知脏腑之虚实。今之所谓问者，混而言之曰恶寒发热，不问内外虚实，是问亦失传矣。

余自得诀以来，治病头头是道，而与亲友中之明医者言，则鲜能领悟。细心体察，诊法之无准，一由于医者手指之皮厚，一由于病人肌肤之皮厚。《太素脉》[①] 云：至数分明谓之清，至数模糊谓之浊，质清脉清者富贵，质浊脉浊者贫贱，此病人之分别也。至于医者，或由于生来之皮厚，或在火上烧鸦片烟而

① 太素脉：医书名，由明代医家张太素著，撰年不详。近代名医裘吉生将其收入《珍本医书集成》而行于世，更名《订正太素脉秘诀》。

皮厚，此等人诊脉皆无准。经云：明目者，可以视色。聪耳者，可以听音。捷疾辞语者，可使传论。语徐而安静、手巧而心审谛者，可使行针艾，理血气而调诸逆顺，察阴阳而兼诸方①。得其人乃言，非其人不传也。传道之难，自古如是。今四法俱失，医道更难言矣。

诊脉部位错乱论

诊脉部位，大小二肠，经无明文。惟《素问·五脏生成篇》云：咳嗽上气，厥在胸中，过在手阳明、太阴；心烦头痛，病在隔②中，过在手巨阳、少阴。《灵枢·经脉篇》云：手太阴肺脉，起于中焦，下络大肠；手少阴心脉，起于心中，下膈络小肠。脉络既联，则诊脉应在同部。虽不言部位，而部位在其中。

秦越人取肺与大肠、心与小肠相表里之义，而配大小二肠于两寸，乃遵《内经》之旨也。李濒湖③非之，以心肺在上焦，如水中之莲花，大小肠在下焦，如水中之污泥，岂可相提并论？以小肠配于左尺，大肠配于右尺。张景岳以小肠属火，火居火位，应当诊于右尺；大肠属金，金水相从，应当诊于左尺。各执己见，令人无所适从。

余自得诀以来，察看病症，大小二肠实在两寸，当以越人之说为是，张、李之见为非。医之一道，关人生死，如确有所见，试之于病，万举万当，虽经文亦可易，否则万不可随意立

① 明目者……兼诸方：语出《灵枢·官能》。

② 隔：通“膈”，膈膜。《管子·水地》“脾生隔，肺生骨”，清·戴望校正“宋本‘隔’作‘膈’。”

③ 李濒湖：原误作“李蘋湖”。李时珍，号濒湖，据改。

论，以启后人之疑。《灵》《素》至今五千余年，鲁鱼之讹[①]，势所不免。王太仆[②]《素问·序》内已云：正谬误者，六千余字。所正者岂能尽合经旨？如《素问·脉要精微论》云：涩者，阳气有余也；滑者，阴气有余也。而《灵枢》又云：滑，为阳气盛，微有热；涩，为阴血盛，微有寒[③]。彼此相反，何所适从？当思滑为流动之象，岂是阴气有余之理？此乃《素问》之讹错，当从《灵枢》为是。其余彼此不符之处甚多，吾故曰：确有所见，虽经文可易也。

浮沉迟数分脏腑不分寒热论

数热迟寒之论，出之《难经》。二千年来，举世宗之。以之诊病，则有验有不验。

《灵枢·邪气脏腑病形篇》云：脉有缓急、大小、滑涩，以分寒热。所谓诸急多寒，缓者多热。大者多气少血，小者气血皆少。滑者阳气盛，微有热，涩者多血少气，微有寒。细揣经文"诸急多寒，缓者多热"二语，既言多字，则非纯寒纯热可知。迟与缓相同，数与急相同，指下颇难分别。惟分内外，则寒热易见。以迟数分寒热，难免错误。至于经文，原有数为阳，迟为阴，浮为阳，沉为阴之论。

所谓阴阳者，指脏腑而言也。《难经》原文亦云：数者，腑也；迟者，脏也。下文又云：数则为热，迟则为寒。诸阳为热，

---

① 鲁鱼之讹：晋代医家葛洪《抱朴子·遐览》载："谚云：书三写，鱼成鲁，帝成虎。"意指"鲁""鱼"两字相混。现泛指抄写刊印中的文字讹误。

② 王太仆：为唐代医家王冰，曾任太仆令，故称为王太仆。

③ 《灵枢》又云……微有寒：语本《灵枢·邪气脏腑病形》。

诸阴为寒，以别脏腑之病。既分脏腑，岂能再分寒热？已属自相矛盾。若更以诸阳为热，诸阴为寒，是腑病无寒症，脏病无热症矣，有斯理乎？言及于此，数热迟寒之谬亦甚明矣。

脉有阴阳论

人之患病，无论内伤外感，总不出阴阳二字。阴阳，即寒热也。

经云：上为阳，下为阴；外为阳，内为阴①。又云：至者为阳，去者为阴②。均指切脉之要也，后世略而不讲，以致经义不显。

滑伯仁③知上下、来去为分阴阳之要诀，而又以尺寸为上下，浮沉为来去，似是而非，经义仍不能明。脉之来去，人均知为直上直下，而不知为横往横来。若以直上直下为来去，其来也，脉气自肌肉而出于皮肤，其盛也显而易见。其去也，脉气自皮肤而还于肌肉，其盛也如何能知。

经云：来不盛去反盛④。此语将何以解？注书至此，无不搁笔。余自悟通之后，始知脉分体用。所谓体者，直上直下，看先天之体气足与不足。所谓用者，横往横来，察后天之寒热偏盛以治百病。所谓上下、内外、来去，皆指一部而言。脉气向上鼓指者谓之热，向下鼓指者谓之寒，非尺寸也。脉气向外鼓指者谓之热，向内鼓指者谓之寒，非浮沉也。

---

① 外为阳内为阴：语出《素问·金匮真言论》。

② 至者……为阴：语出《素问·阴阳别论》。

③ 滑伯仁：滑寿，字伯仁，元末明初著名医家，著有《难经本义》《读素问抄》《十四经发挥》等。

④ 来不盛去反盛：语出《素问·玉机真脏论》。

《阴阳别论》云：脉有阴阳。所谓阴阳者，去者为阴，脉气向内鼓指者为寒。至者为阳；脉气向外鼓指者为热。静者为阴，脉气往来艰难，即涩脉也。动者为阳；脉气流动之象，即滑脉也。迟者为阴，指五脏而言也。数者为阳。指六腑而言也。

《玉机真脏论》云：其气来盛去不①盛，此为太过，病在外。脉气向外鼓指为热。其气来不盛去反盛，此为不及，病在中。脉气向内鼓指为寒。

《脉要精微论》云：来疾去徐，脉气向外鼓指为热。上实下虚，脉气向上鼓指为热。为巅厥疾。来徐去疾，脉气向内鼓指为寒。上虚下实，脉气向下鼓指为寒。为恶风。又云：推而外之，内而不外，有心腹积也。脉气向内鼓指为寒。推而内之，外而不内，身有热也。脉气向外鼓指为热。推而上之，下而不上，腰足清也。脉气向下鼓指为寒。推而下之，上而不下，头项痛也。脉气向上鼓指为热。上下二字，原文颠倒，今从《甲乙经》改正。

经文谆谆②，以上下、内外、来去为言，其中自有深意。后人专在实处揣摹，而不从虚处设想，以致经义不显。余以此法诊病，百不失一，今逐句注明，后之人如肯虚心细诊，自能会悟也。

男女阴阳论

经云：男子八岁肾气实，发长齿更。十六肾气盛，天癸至。四十肾气衰，发堕齿槁。以男子之体气，外阳内阴，血有余而气不足也。女子七岁肾气盛，齿更发长。二七而天癸至，任脉通，太冲脉盛，月事以时下，故有子。五七阳明脉衰，面始焦，

① 不：《素问·玉机真脏论》作“亦”。
② 谆谆：耐心引导，恳切教诲的样子。

发始堕①。以女子之体气，外阴内阳，气有余而血不足也。又云：能知七损八益，则二者可调。不知，则体气早衰。知之，则老者复壮，壮者益治。盖以女子有月事之亏损，中年以后阳常有余，阴常不足，七损者，损其阳而补其阴也；男子无月事之亏损，中年以后阴常有余，阳常不足，八益者，益其阳而泻其阴也。此篇载在《内经》之首，以启发后人，无如举世不悟何？

刘河间以滋阴之药应手，其立论以为“阳常有余，阴常不足”。张景岳用其法而不灵，以为“阴常有余，阳常不足”，反复辨论，以救其弊，皆由未曾参透阴阳大道之故耳。男子当补阳者，当服温补之药以助其气；女子当补阴者，当用滋阴之药以补其血。而世人治男子之内伤虚劳，每用六味地黄丸；治女子之经脉不调，每用当归补血汤。应滋阴而反补其阳，应补阳而反滋其阴，一误于寒热之不分，二误于当归补血之讹错。阳不足者，温之以气；阴不足者，补之以味。当归、川芎，温热之品，岂补血之剂哉？以讹传讹，以当归为补血，无怪乎无病治成有病，有病治成不救也。然此指寻常之体气而言。又有一种阳盛之人，生平喜冷畏热，朝夕食冷，一无所病，此阳气之有余也。又有阴盛之人，一犯寒凉，即生疾病，此阴气之有余也。此等人百中之一二，当凭脉以分其阴阳，不可一概而论也。

小儿阴阳论

小儿世称哑科，以其口不能言，无从入手，故有“宁医十男子，不医一妇人；宁医十妇人，不医一小儿”之语。

---

① 男子八岁……发始堕：语本《素问·上古天真论》。

尝观富贵家之子女，易于生病。贫贱家之子女，虽为饥寒所迫，疾病稀少。其理殊不可解。岂富贵之人柔弱，贫贱之人结实耶？后至乡间，见小儿八九月即断乳，问其何以如此之早，据云服乳过多，身体不壮。彼时亦不深信，从此留心体验。凡服乳过多之人，其体阳虚，易受风寒。服乳太少之人，其体阴亏，易受风热。因此悟乳为血化，乃甘寒之品，阳盛者可以多服，阴盛者不宜多服，此指南方而言。若北方好食葱蒜，则乳性又变而为热矣。

至于病症之中，以惊风为最险。人但知急惊宜凉，慢惊宜温，而不知尚有内寒外热、外寒内热之分。所谓外热内寒者，面赤颧热、口干唇焦、渴喜生冷，貌似热症，而又蹙①额寒噤、饮茶发胀，甚则打战、额上发冷，服苦寒之药而病益增者，是也。所谓外寒内热者，面白身寒、口鼻气冷、吃生冷则腹痛泄泻，貌似寒症，而心中又烦躁不安、渴喜饮茶，甚则发狂，服温苦之药而病益增者，是也。小儿不能诊脉，非此不能得其病情，其余各症亦复如是。此乃余多年阅历而得者，以之治小儿，可以告无过矣。若初生小儿之寒热捉摸不定，则诊其母脉，母热子亦热，母寒子亦寒，借以用药，万无一失，此又治小儿之捷径。倘两目无神，乃不治之症，当明告之，以免受过也。

南北阴阳论

南北风气不同，阴阳各异。浅见者以为南方天气炎热，药宜寒凉；北方天气严寒，药宜温热。殊不知北方天气虽寒，人

① 蹙（cù促）：皱，收缩。

睡暖坑[①]，多食牛羊葱蒜，其体变而为热。刘河间、朱丹溪见热多于寒，用寒凉应手，以为“阳常有余，阴常不足”。南方天气虽热，泉水则寒，人食之，其体变而为寒。李东垣、张景岳见寒多于热，用温补见效，以为“阴常有余，阳常不足”。下此莫不宗张攻刘、是朱非李。倘能明白四时天气之阴阳、地气南北之阴阳、男女体气之阴阳、诊脉来去之阴阳，则病无遁情，不致再相攻讦[②]。刘、朱、张、李，虽各有所偏，而亦未尝无好处。陈修园[③]以为不足法，一味漫骂。夫能著书立说以垂后世，必有一番阅历，方敢下笔。因未参通阴阳大道，故有所偏，此乃其识见不到，非故意为之以害人也。即今日之读《汤头歌诀》者，十病之中亦可撞好[④]二三，况刘、朱、李、张耶？陈修园自云“不喜寒凉”，是乃偏而又偏者也。临症如有所见，不妨立说，以示后学，何必毁骂前人以显己长。有张景岳之痛骂李子建[⑤]，即有陈修园之痛骂张景岳。殊不知一经开口，自己亦错，后人又将骂之。吾今为持平之论以解之，诸公地下闻之，谅亦哑然自笑也。

四时阴阳论

夫四时阴阳者，乃万物之根本也。春生夏长，秋收冬藏，以应四时之气。顺之，则苛疾不起；逆之，则灾害并生。

---

① 坑：通“炕”，用砖土砌成的床，下可烧柴取暖。《旧唐书·高丽传》：“冬月皆作长坑，下燃煴火以取暖。”

② 攻讦：攻击。

③ 陈修园：清代医家陈念祖，字修园，著有《伤寒论浅注》《长沙方歌括》等。

④ 撞好：碰巧治愈。

⑤ 李子建：宋代医家，著有《伤寒十劝》。

夏令井水常凉，冬令井水常温，乃天地自然之理。夏令无病之人其腹常凉，亦感天地之气候所致，所谓外阳内阴也。其患病多半由于夜间贪凉，寒症居多，前贤制藿香正气丸以治之。凡受寒邪之人，服之无不见效。富贵家往往制配送人，以为解暑，夏令有病悉服之。殊不知此药温热，专治寒凉，若遇真正受暑，服之其病反增。愚人不知药不对症，反说服藿香正气丸而不愈，其病必重，至死不悟，良可悯也。至于冬令，外寒内热之病亦多，医者又以严寒不敢用凉药，误人亦不浅。余今明白说之，但愿世之行医者认清寒热，按症用药，不必问其属冬属夏也。

男女异脉论

男女异脉，为千古疑案。男子之至命在肾，处脏腑之极下；女子之至命在两乳，处脏腑之极上。形既不同，脉亦应异。前贤只言男子寸大尺小、女子寸小尺大为无病之脉，诊之于病，亦不尽然。

《褚氏遗书》[①] 以男子阳顺，自下生上，右尺为受命之根，万物从土而出，以右关为脾，脾生右寸肺，肺生左尺肾，肾生左关肝，肝生左寸心。女子阴逆，自上生下，左寸为受命之根，万物从土而出，以左关为脾，脾生左尺肺，肺生右寸肾，肾生右关肝，肝生右尺心[②]，以定五脏之部位。戴宗起[③]以倒装五脏，一语抹煞。

① 褚氏遗书：南齐褚澄编著。

② 男子阳顺……肝生右尺心：语本《褚氏遗书·平脉》，此句引自《濒湖脉学·男女脉位》。

③ 戴宗起：疑为“戴启宗”，戴启宗为元代医家，字同父。

考之《内经》，女子右为逆、左为从，男子左为逆、右为从[①]。又云：男子之气血，左升右降；女子之气血，右升左降[②]。又云：切脉问名，当合男女[③]。“合”字当属“令”字之讹。令者，告戒也，言当告以男女也。《诊尺篇》又云：妇人手少阴脉动甚者，妊子。手少阴为心脉而入于《诊尺篇》，其为心脉应诊于尺部也明矣。又云：能别左右，是为大道。男女异位，故曰阴阳[④]。

男女不同之处，层见叠出，则褚氏之说不为无见。余临症以来，照男子之脉象治女子，其病反增，反其道而治之，无不奏效。因悟男女异位者，男子外阳内阴，女子当外阴内阳。男子之脉，来盛去衰为热盛；女子之脉，来盛去衰为寒盛也。以此法诊女子，百无一失。寒热既颠倒，部位亦颠倒，乃一定之理。褚氏之说不行于世者，只悟部位之颠倒、不知寒热之如何分，临症仍无准绳，不过纸上谈兵，无济实用，无怪人之指驳也。

相家[⑤]部位，男左女右，子平排运[⑥]，男顺女逆，则诊脉之部位亦应相反，此乃据理而言。余则见诸实效，以经注经，非无稽之臆说。奈世间既不知脏腑部位在何处，又不知何者为寒，何者为热，男脉且不知，而欲与之论女脉，则宜乎其不知也。

人迎寸口分寒热论

《灵枢·经脉篇》六阴六阳十二经中，均有人迎寸口以候

---

① 女子……右为从：语出《素问·玉版论要》

② 男子之气血……右升左降：通行本《内经》未见此文。

③ 切脉……男女：语出《素问·疏五过论》。

④ 能别左右……故曰阴阳：语出《灵枢·五色》。

⑤ 相家：看相。

⑥ 子平排运：子平，指北宋术士徐子平，精于星命之学。排运，一种根据星象或人的生辰八字推算人的命运的方法。

寒热。

《禁服篇》雷公问于黄帝曰：细子得受业，通于九针六十篇，旦暮勤服之。近者编绝，久者简垢，然尚讽诵弗置，未尽解于意矣。《外揣》言浑束为一，未知所谓也。夫大则无外，小则无内，大小无极，高下无度，束之奈何？士之才力，或有厚薄，智虑褊浅，不能博大深奥，自强于学若细子。细子恐其散于后世，绝于子孙，敢问约之奈何？黄帝曰：善乎哉问也。此先师之所禁，坐私传之也，割臂歃血①之盟也。子若欲得之，何不斋乎？

雷公再拜而起曰：请闻命于是矣。乃斋宿三日而请曰：敢问今日正阳，细子愿以受盟。黄帝乃与俱入斋堂，割臂歃血。黄帝亲祝曰：今日正阳，歃血传方，敢有背此言者，反受其殃。雷公再拜曰：细子受之。黄帝乃左握其手，右授之书，曰：慎之慎之，吾与子言之，凡②刺之理，经脉为始，营其所行，知其度量，内刺五脏，外刺六腑，审察卫气，为百病母，调其虚实，虚实乃止，泻其血络，血尽不殆矣。

雷公曰：此皆细子之所通也，未知其所约也。黄帝曰：夫约方者，犹约囊也。囊满而弗约，则输泄，方成弗约，则神与弗俱。雷公曰：愿为下材者，弗满而约之。黄帝曰：未满而知约之以为工，不③可以为天下师。

雷公曰：愿闻为工。黄帝曰：寸口主内，人迎主外，两者相应，俱往俱来，

若引绳大小齐等。春夏人迎微大，秋冬寸口微大，如是者，

① 歃（shà 煞）血：古代盟会时杀牲饮血以示诚意。
② 凡：原作“几”，绍兴裘氏本同，据《灵枢·禁服》改。
③ 不：原作“方”，绍兴裘氏本同，据《灵枢·禁服》改。

名曰平人。

人迎大一倍于寸口，病在足少阳，一倍而躁，病在手少阳。人迎二倍，病在足太阳，二倍而躁，病在手太阳。人迎三倍，病在足阳明，三倍而躁，病在手阳明。盛则为热，虚则为寒，紧则为痛痹，代则乍甚乍间。盛则泻之，虚则补之，痛[①]则取之分肉，代则取血络且饮药，陷下则灸之，不盛不虚，以经取之，名曰经刺。人迎四倍者，且大且数，名曰溢阳，溢阳为外格，死不治。必审按其本末，察其寒热，以验其脏腑之病。

寸口大于人迎一倍，病在足厥阴，一倍而躁，病在手厥阴[②]。寸口二倍，病在足少阴，二倍而躁，病在手少阴。寸口三倍，病在足太阴，三倍而躁，病在手太阴。盛则胀满、寒中、食不化；虚则热中、出糜、多[③]气、溺变色。紧则为痛痹；代则乍痛乍止。盛则泻之，虚则补之，紧则先刺而后灸之，代则取血络而后调之，陷下则徒灸之。陷下者，脉血络[④]于中，中有著血，血寒，故宜灸之。不盛不虚，以经取之，名曰经刺。寸口四倍者，名曰内关。内关者，且大且数，死不治。必审查其本末之寒温，以验其脏腑之病。

细揣经文，人迎主外，寸口主内，两者相应，俱往俱来若引绳，则人迎、寸口当在一部。“引绳”二字，乃以两手执绳而晃之。向外大者，为人迎，属热；向内大者，为寸口，属寒。此乃诊脉之要诀，故令雷公斋戒割臂歃血而传之，何等郑重！后人以人迎、寸口分于两手，以致真诀失传。余因内外而悟及

---

① 痛：绍兴裘氏本同，《灵枢·禁服》作“紧痛”。
② 手厥阴：绍兴裘氏本同，《灵枢·禁服》作“手心主”。
③ 多：绍兴裘氏本同，《灵枢·禁服》作“少”。
④ 络：绍兴裘氏本同，《灵枢·禁服》作“结”。

上下，以之诊寒热，百无一错，从此治病，固头头是道，读《灵》《素》亦头头是道。不得此诀，不能读《灵》《素》，虽读之亦不能解。来去即人迎、寸口，人迎、寸口即来去，一语点破，人尽知之。否则虽读破万卷，亦属无益。秦越人以左关为人迎，右关为寸口。张景岳以结喉两旁为人迎。均非也。夫脉在一部，尚可分其盛衰，若在两手，岂能辨其微大、微小耶？

脉持大纲论

经云：善诊者，察色按脉，先别阴阳。审清浊而知部分。视喘息，听音声而知所苦。观权衡规矩，而知病所主。按尺寸，观浮沉滑涩，而知病所生。以治无过，以诊则不失矣①。所谓浮沉者，脏腑也；滑涩者，寒热也。

《难经》以迟、数为寒热，以浮、芤、滑、实、弦、紧、洪为七表，以沉、微、迟、缓、濡、伏、弱、涩为八里，以长、短、虚、促、结、代、牢、动、细为九道。愈分愈晦，既不知部位，又不知寒热，何论其它。后之学者，请先以浮沉分脏腑，再以来去分寒热，则有路可循。若将七表、八里、九道等脉萦绕于胸中，则永无明白之期矣。

经云：凡治病，察其形气色泽，脉之盛衰，病之新故，乃治之无后其时。形气相得，谓之可治；色泽以浮，谓之易已；脉从四时，谓之可治；脉弱以滑，是有胃气，命曰易治，取之以时。形气相失，谓之难治；色夭不泽，谓之难已；脉实以坚，谓之益甚；脉逆四时，为不可治。必察四难，而明告之。所谓逆四时者，春得肺脉，夏得肾脉，秋得心脉，冬得脾脉也。病

① 善诊者……不失矣：语出《素问·阴阳应象大论》

热脉静，泄而脉大，脱血而脉实，病在中脉坚实，病在外脉不实坚者，皆难治。脉盛，皮热，腹胀，前后不通，闷瞀，谓之五实。脉细，皮寒，气少，泄利前后，饮食不入，谓之五虚。病此者，九死一生。所谓生者，浆粥入胃，泄注止，则虚者活；身汗，得后利，则实者活①。此《内经》之旨也，何等明显？《难经》岂可同日而语哉？

天地人三才论

天地人，为之三才。天食人以五气，地食人以五味。五气入鼻，藏于心肺，上使五色修明，音声能彰。五味入口，藏于肠胃，味有所藏，以养五气，气和而生津液，神乃自生。此天地人所以合为一体也。天有日月、金木水火土五星为七政；地有水火、酸咸苦辛甘五味为七政；人有气血、心肝脾肺肾五脏为七政。上食天气，下食地气，以养形身。一有偏盛，便生疾病。圣人又尝百草，调五味，分阴阳，以补救之。虽不立方，而立方之法在焉。如热淫于内，治以辛凉②，佐以苦甘；寒淫于内，治以苦温，佐以甘热③，即青龙、白虎二汤也。今人不读圣经，不明阴阳，不究五行，头病治头，脚病治脚，小病治成大病，大病治成不救，此汉人所以有“不药为中医④”之叹也！自汉以后，著书者不知凡几⑤，其立论非偏，即属骑墙⑥，

---

① 凡治病……则实者活：语出《素问·玉机真脏论》。

② 辛凉：《素问·至真要大论》作“咸寒”。

③ 治以……甘热：《素问·至真要大论》作“治以甘热，佐以苦辛”。

④ 不药为中医：意指病后若调养休息得当，即便不服药物，也可达到中等水平医生的治疗效果。

⑤ 凡几：共计多少。

⑥ 骑墙：比喻立场不明确，游移于两者之间。

从未有分阴阳、五味而治之者。余遵此法以治病，毫无错误，敢以告后之来者。

三部九候论

脉有三部九候，以候脏腑之病。《内经》之所谓三部九候者，分上中下、天地人三部。

上部天，两额之动脉，在额两傍①，动应于手足少阳脉气所行也。上部地，两颊之动脉，在鼻孔下两傍，近于巨髎之分，动应于手，足阳明脉气之所行。上部人，耳前之动脉。在耳前陷者中，动应于手，手少阳脉气之所行也。

中部天，手太阴也，谓肺脉也，在掌后寸口中，是谓经渠，动应于手。中部地，手阳明也，谓大肠脉也，在手大指、次指岐骨间，合谷之分，动应于手也。中部人，手少阴也。谓心脉也，在掌后锐骨之端，神门之分，动应于手也。《灵枢经·持针纵舍论》问曰：少阴无输，心不病乎？对曰：其外经病而脏不病，故独取其经于掌后锐骨之端。正谓此也。

下部天，足厥阴也，谓肝脉也，在毛际外羊矢下一寸半陷中五里之分，卧而取之，动应于手也。女子取大冲②，在足大指本节后，二寸陷中是。下部地，足少阴也，谓肾脉也，在足内踝后跟骨上陷中，大溪③之分，动应手。下部人，足太阴也。谓脾脉也，在鱼腹上趋筋间直五里下，箕门之分，宽巩足单衣，沉取乃得之，而动应于手也。候胃气者，当取足趵之上冲阳之分穴中，脉动乃应手也④。

上部天以候头角之气，地以候口齿之气，人以候耳目之气。

---

① 傍：通“旁”，旁边。《后汉书·党锢传》：“卫侍于傍，应对宾客”。

② 大冲：即太冲，腧穴名。

③ 大溪：即太溪，腧穴名。

④ 上部天……脉动乃应手也：语出《素问·三部九候论》，小字为王冰注文。今本《灵枢》无《持针纵舍论》篇，内容见《灵枢·邪客》。

中部天以候肺，地以候胸中之气，人以候心。下部天以候肝，地以候肾，人以候脾胃之气。重言以申明，非寸关尺也。

《难经》以寸关尺浮沉之间，添出中部以候半表半里，谓之三部九候，明与经旨相反。《内经》之所谓浮沉者，脏腑也。人之有病，不外乎脏腑之有余、不足。今不言脏腑而言半表半里，试问半表半里究属何物，而能令人病？不言其谬，举世宗之，不以为非，一经说破，其将何词以解？《难经》不足凭，后世一偏之见更无论矣。部位尚不知在何处，何能诊病？此脉之所以失传也。

十二经各有阴阳论

《灵枢·经脉篇》云十二经之有余、不足皆能令人病。有余为热，不足为寒，是明示人以阴阳不可偏盛也。后世不明阴阳，不分五行，不别五味，以脾胃为可补而不可泻、肝胆可泻而不可补之偏见萦绕于胸中，至死不悟，良可叹也。

余得诀以来，见脾胃虚寒者用甘温以补之，实热者则泻以甘寒，肝胆虚寒者用酸温以补之，实热者则泻以酸凉，无不应手奏效。苟非经脉已终，断无不治之症。所谓经脉之终者，太阳之脉其终也，戴眼反折瘈疭，其色黑①，绝汗出，出则死矣；少阳终者，耳聋，百节皆纵，目瞏绝系，绝系一日半死，其死也色先青白，乃死矣；阳明终者，口目动作，善惊妄言，色黄，其上下经盛，不仁，则终矣；少阴终者，面黑齿长而垢，腹胀闭，上下不通而终矣；太阴终者，腹胀闭不得息，善噫善呕，呕则逆，逆则面赤，不逆则上下不通，不通则面黑皮毛焦而终

① 黑：《素问·诊要经终论》作“白”。

矣；厥阴终者，中热，嗌干，善溺，心烦，甚则舌卷卵上缩而终矣。

寒热真假论

寒热，为脏腑之有余、不足，一有偏盛即生疾病，无所谓真假也。前贤见现热象，用凉药而不见效，遂有真假之分，并倡从症不从脉之说，以启后人之疑，皆由不知脉之阴阳所致。虽知男脉之阴阳，不知女脉之相反，亦未尝不以此说为然。俗说真寒假热，即经之所谓“阳盛生外热，阴盛生内寒①”，乃内寒外热之症也。真热假寒，即经之所谓“阳虚生外寒，阴虚生内热②”，外寒内热之症也。

《薛立斋医案》③云：其母患痢，腹痛作呕，不食，热渴引汤，手按腹痛稍止，脉鼓指有力，症寒脉热，用人参、白术、茯苓、陈皮、升麻、附子等药而愈。所谓从症不从脉，遂有真寒假热之分，殊不知男女之脉相反，脉之鼓指有力，当分内外。男子之脉气向外鼓指为热，则女子之向外鼓指当为寒矣。其热渴引汤，乃肠中热、腹中寒耳，故于温药之中加以人参甘寒之品而愈。脉症正属相符，无所谓真假也。因其不明，遂以脉为无凭。脉既无凭，圣人又何必立法以示后耶？

虚实即寒热论

病之有虚实，即寒热之谓也。经云虚即为寒，实则为热④。

---

① 阳盛……内寒：语出《素问·调经论》。

② 阳虚……内热：语出《素问·调经论》。

③ 薛立斋医案：由明代医家薛己著。薛己，号立斋。

④ 虚即……为热：语出《医理探源·本原虚实论》。

早言明虚实即寒热，寒热即虚实也。今人开口，即说能知虚实寒热，便为名医。本属两门，分而为四，以致有表里之虚实、有气血之虚实、有脏腑之虚实。有实火可用寒凉，虚火不可用寒凉。阴中有阳，阳中有阴，分门别类，愈论愈晦，令人无从入手。

古人之所谓虚实寒热，阴阳水火，原为行文起见，并非别有所指。读《汤头歌诀》者，不知《灵》《素》为何物，无足为怪。刘、朱、张、李乃医门之四大家，亦将虚实寒热分而为四，殊不可解，岂未读《灵》《素》全文耶？

《通评虚实论》云：邪气盛则热①，精气夺则虚。气热脉满，是谓重实。经络皆实，是寸脉急而尺脉紧②也，滑则从，涩则逆。络气不足，经气有余者，脉口热而尺寒也，秋冬为逆，春夏为从。经虚络满者，尺热满，脉口寒涩也，春夏死，秋冬生也。脉虚、气虚、尺虚，是谓重虚，滑则生，涩则死也。寒气暴上，脉满而实，实而滑则生，实而涩③则死。脉实满，手足寒，头热，春秋生，冬夏死。脉浮而涩，涩而身有热者死。其形尽满，手足温则生，手足寒则死。乳子而病热，脉悬小者，手足温则生，寒则死。乳子中风热，喘鸣肩息者，脉缓则生，急则死。肠澼便血，即痢疾。身热死，寒则生。肠澼下白沫，脉沉则生，浮则死。肠澼下脓④血，脉悬绝则死，滑大则生。肠澼之属，身不热，脉不悬绝，滑大则生，悬涩者死。癫疾之脉，虚则可治，实则死。消瘅之脉，实大、病久可治，悬小坚、病

---

① 热：《素问·通评虚实论》作“实”。

② 紧：《素问·通评虚实论》作“缓”。

③ 涩：《素问·通评虚实论》作“逆”。

④ 脓：原作“浓”，绍兴裘氏本同，据《素问·通评虚实论》改。

久不可治。

《刺志论》云：气实者，热也；气虚者，寒也。非虚实即寒热之明证耶？人之不明，由于不读《内经》也。

五脏各有寒热论

人之五脏，气血和平者无病，一有偏盛则病。《内经》之所谓心恶热，肺恶寒，肝恶风，脾恶湿，肾恶燥[①]，乃言本脏之好恶，并非言心病悉恶热，肺病悉恶寒，肝病悉恶风，脾病悉恶湿，肾病悉恶燥也。如心有余则笑不休，不足则悲；肺有余则喘咳上气，不足则息利少气；肝有余则怒，不足则恐；脾有余则腹胀飧泄，不足则四肢不用，五脏不安；肾有余则胀，五脏不安，不足则厥[②]。方言明有余、不足，以分寒热之偏盛，为治病之权衡。

前贤不读《内经》全文，一知半解便著书立说，自成一家。有主脾胃者，有主补阳者，有主滋阴者，有主吐汗下者，其说纷纷不一，后世宗之，得失无定。药乃治病之物，与人何好何恶？而陈修园乃云：不喜寒凉。此何语耶！又云：龙雷之火[③]不能以水灭，尤属不经[④]。所谓热症，非凉药所能治者，乃上热下寒之病，于寒凉之中加以温热，便可应手。

余昔治一发狂伤寒，以发狂而论，则系热象，而脑门、手足皆冷，又属寒症。诊其脉则肺寒心热，当治以附子泻心汤，一剂而安静，再剂而人清，方幸转危为安。而病家忽求一仙方，

---

① 心恶热……肾恶燥：语出《素问·宣明五气》。

② 心有余则笑不休……不足则厥：语本《素问·调经论》。

③ 龙雷之火：肝之相火称为“雷火”，肾之相火称为“龙火”。

④ 不经：荒诞之意。

用梨、藕之汁以治之。余阻之曰：此症寒热夹杂，单用寒凉，恐非所宜。主人深信神仙，一定要服，不意一碗冷汁入腹，立即毙命。余虽知甘寒之不可服，亦未料其丧命如此之速。可见，药如对症，虽巴豆、大黄，可以起病；不对，则梨、藕常食之物，亦能为害也。

万病皆[1]须分寒热论

人之患病，不论内症、外症，不出乎寒热两门。外科各症，前贤悉以为热，治以寒凉，一遇阳虚之症，无不伤命。自王洪绪[2]《证治全生》之书出，方知红者为痈，白者为疽。痈系阴亏，疽乃阳虚，阴亏宜用寒凉，阳虚宜用温热，制阳和汤以救生民，实为有功于世。惜未知十二经之有余不足，用药尚觉其杂，内科各症，至今无人点破。一遇疑难之症，经年累月而不能愈，病之重耶？抑医之过耶？

余自悟通之后，治年久不愈之症，亦必三五剂而即效，断无终年服药而不愈者。所不愈者，药不对症耳。欲求对症，万病皆须分清寒热。寒热看准，五味用错，亦难愈病，故于五味，尤加详焉。

经云：肝苦急，急食甘以缓之。心苦缓，急食酸以收之。脾苦湿，急食苦以燥之。肺苦气上逆，急食苦以泄之。肾苦燥，急食辛以润之。肝欲散，急食辛以散之，用辛补之，酸泻之。心欲耎，急食咸以耎之，用咸补之，甘泻之。脾欲缓，急食甘以缓之，用苦泻之，甘补之。肺欲收，急食酸以收之，用酸补

---

① 皆：原脱，绍兴裘氏本同，据本卷目录补。

② 王洪绪：清代外科学家王维德，字洪绪，别号林屋散人，撰《外科证治全生集》。

之，辛泻之。肾欲坚，急食苦以坚之，用苦补之，咸泻之①。

经旨虽系如此，而于燥、润、补、泻等字，当细心体察。如：肾苦燥，急食辛以润之。此乃肾气有余，须用辛凉以清肺热，肺清则金能生水而肾安矣。肾欲坚，急食苦以坚之。此乃肾水有余，须用苦温以补心气，心气足则火能生土而克水，而肾亦安矣。一补水，一补火，用各不同。若不分寒热，张冠李戴，未有不误者。余不敢独出心裁，无非以经解经，宣明轩岐之蕴奥而已。

药治风寒暑湿不能治七情论

天食人以五气，地食人以五味。故风寒暑湿之有余不足，皆能令人病，所谓外感是也。外感之症，用气味相胜之药以治之，用之得当，其效如神。若内伤七情，则非草根树皮之药所能治。病得于喜、怒、悲、忧、恐，则当求其生克以治之，专持②医药则难脱体③。

如因忧愁而病者，一逢喜事即愈，所谓“人逢喜事精神爽”者是也。先母患肝郁之症，筋骨疼痛，诸医束手，带疾延年者十余载。丁卯夏五月，痛长孙之夭亡，悲伤过度，举家咸以为忧，不意悲痛之后，诸症悉除，方知七情之症，非七情不能治。《内经》之所谓“悲胜怒、怒胜思、思胜恐、恐胜喜、喜胜忧”，以五脏治五脏之妙也。

至于平时调养，当看人之体气而进饮食。如火旺者，宜食

---

① 肝苦急……咸泻之：语出《素问·脏气法时论》。

② 持：通“恃”。依，凭借。《韩非子·奸劫弑臣》：“乘舟之安，持楫之利，则可以水绝江河之难。”

③ 脱体：指病愈。

清凉滋阴之菜果以补之；不足者，以甘温之品为宜。如是，则老者可壮，壮者益治矣。

药可治病不可常服论

上古之世，茹毛饮血，无所谓疾病。自燧人氏[①]钻木取火之后，人得熟食而疾病生矣。故神农尝百草，轩岐著《内经》，立法以治之，扶偏救弊，非令人常服也。

《至真要大论》[②] 云：增气[③]而久，夭之由也。明示人不可服补药以增气，后世惑于本草久服延年之说，喜参、芪而恶硝、黄。服人参不起者，不识人参之误用，反说用人参而不起，可以告无罪于天地矣。更有富贵之家，无病服药，以为保养。药不对症，固无足论。即使对症，如阴亏服六味地黄丸、琼玉膏之类，其初未尝不好，服至阴阳相平，即要停止。若一直服去，必致受其害而后已。人乳乃精血所化，气味甘寒。《本草》云：汉张苍服人乳，寿过百岁[④]，此指阳旺之人而言。若阳虚之人，非但不能延年，转恐致疾。世人惑于以人补人之说，每服人乳以为调养，余见病后服人乳而丧命者屡矣，此皆《本草》不分寒热之误也。

饮食乃人之根本，脾胃有病则不能食。他经有病，脾胃无恙，则仍能食。不能食，必治，令能食而后已，此治病之道也。近来医家不问脾胃有病无病，谆谆以不食为戒，往往饿损胃气，

---

① 燧人氏：上古时代部落首领、三皇之首，是传说中第一个发明钻木取火的人。

② 至真要大论：原作“至真大要论”，绍兴裘氏本同。据《素问·至真要大论》乙转。

③ 增气：《素问·至真要大论》作“气增”。

④ 汉张……百岁：语本《史记·张丞相列传》。

以成不起。余亲见小儿之饿死者不知凡几。至于大人，病中禁食，及至病退胃虚，贪食以伤身者亦复不少。不究其病中禁食，饿损胃气，反谓其贪食致死。病中倘能稍进饮食，病退自不致贪食复病。如果脾胃有病，彼自不食，何待禁耶？不揣其本，一味以不食为戒，岂治病之法哉？所谓病中禁忌，不过病中少食及热病忌温、寒病忌凉而已。今人不问寒热，统忌生冷，试问方中何以有凉药耶？

诊脉论

诊脉之法，须平心定气，察十二经之有余不足，以定脏腑之寒热。病者、诊者均不能说话。一说话，脉便不准。所谓"谨熟阴阳，无与众谋者"是也。

尝观今之医者，诊脉之时，仍与主人谈笑，顷刻而毕，执笔一挥，一纸飞下，则脉案、药品具矣。皆不过借诊为名，执《汤头歌诀》之法以立方，效不效不问焉。果欲按来去以察脏腑之寒热，则诊脉之时，万无说话之理。

脉以上下、内外、来去六字，为诊法之要诀。前贤误以尺寸为上下，表里为内外，浮沉为来去，颠倒错乱，以致真诀不行于世。经之所谓上下、内外、来去，均指一部而言。所谓上为阳，下为阴，外为阳，内为阴，来为阳，去为阴是也。前论已详，然非口传面授，恐学者仍难索解，今将寸、关、尺三部上下、外内之图绘出，使学者一目了然。

如诊病之时，先以一指按病者浮部之脉，察其盛衰，偏盛于上者，为之来，属热；偏盛于下者，为之去，属寒；偏盛于外者，为之来，属热；偏盛于内者，为之去，属寒。诊过浮部，再诊沉部。诊过寸部，再诊关部。诊过关部，再诊尺部。十二经之有余、不足，了然胸中。然后分阴阳、调五味以施治，则万举万当，万不可三指齐下，手诊脉而口酬应也。且治病关人生死，务须慎重。

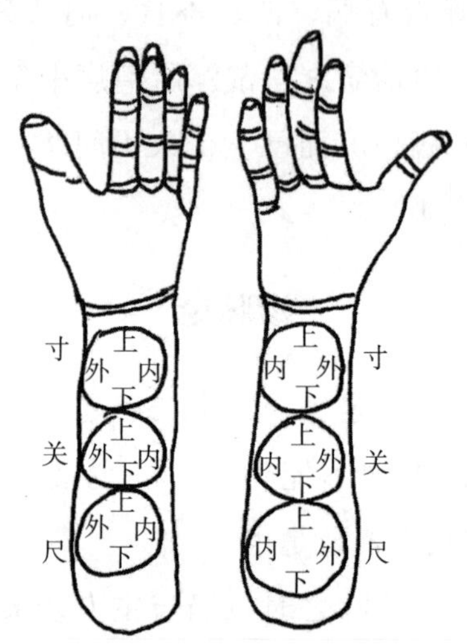

诊定之后，开方用药。药如对症，则仍用原方。若服之不见轻重，此乃病重药轻，亦用原方。或服之而病益甚，是病已看错，当虚心体察，更改药味，以图万全，不可以前方已定，固执已见，误人性命。望、闻、问、切，为识病之大法。经云：得其一者，十病可愈其六，四法俱全者，十病可愈其九。圣人尚不能保万全，我辈岂可不虚心哉。

右寸浮，手阳明大肠经也。右关浮，足阳明胃经也。右尺浮，手少阳三焦经也。右寸沉，手太阴肺经也。右关沉，足太阴脾经也。右尺沉，手厥阴心主经也。

左寸沉，手少阴心经也。左关沉，足厥阴肝经也。左尺沉，足少阴肾经也。左寸浮，手太阳小肠经也。左关浮，足少阳胆经也。左尺浮，足太阳膀胱经也。

望问论

识症之法，不外乎望、闻、问、切。病人之皮肤细腻者，可切而知。若皮粗肉厚，切之不准，惟有用望、问二法。

欲求望法，先明部位，部位有外有内。外部者，心在额，肝在左颊，肺在右颊，脾在鼻，肾在颏者是也。内部者，庭者，面首也；阙上者，咽喉也；阙中者，肺也；下极者，心也；直下者，肝也；肝左者，胆也；下者，脾也；方上者，胃也；中央者，大肠也；挟傍①者，肾也；当肾者，脐也；面王以下者，膀②胱子处也；颧者，肩也；颧后者，臂也；臂下者，手也；目内眦上者，膺乳也；挟绳而上者，背也；循牙车以上③者，股也；中央者，膝也；膝以下者，胻④也；当胻以下者，足也；巨分者，股里也；巨屈者，膝膑也。此五脏六腑支节之部也。

凡心热病者，额先赤，掌心热，胸中烦躁发热，渴喜浓茶，小便赤，甚则笑不休，胸中痛，胁支满，胁下痛，膺背肩甲⑤间痛，两臂内痛。寒则颜白，面黑，掌心寒，胸中胀闷怕冷，不喜茶，小便白，无事而悲，胸腹大，胁下与腰相引而痛。此心经之有余不足也。

肝热病者，左颊赤，面青，筋干口苦，筋急爪枯，渴喜酸冷，两胁下痛引少腹，令人善怒，怒则叫骂不休。寒则左颊白，面青，胁下痛，四肢满闭，淋溲，便难，转筋，目䀮䀮无所见，

① 挟傍：《灵枢·五色》作“挟大肠”，《针灸甲乙经》作“挟傍”。
② 膀：原作“傍”，绍兴裘氏本同，疑误，据医理改。
③ 以上：《灵枢·五色》作“以下”。
④ 胻（héng 横）：《灵枢·五色》作“胫”。胻，胫骨上部。
⑤ 肩甲：即肩胛。

耳无所闻，善恐如人将捕之，闻金音[1]则愓然而惊。此肝经之有余不足也。

脾热病者，鼻黄赤面青，唇干，肌肉不仁，忘见忘言，善思善忆善味，色黄而肉蠕动，腹胀飧泄，渴喜甘凉，身重，善饥，肉萎，足不收，行善瘈，脚下痛。寒则鼻青，唇白，肌肉冷，腹满䐜胀，不欲食，食则呕，不得卧，飧泄，食不化，体重，节痛，怠惰，四肢不用，五脏不安，闻木音则愓然而惊。此脾经之有余不足也。

肺热病者，右颊黄赤，面红，皮热，毛焦，善嚏，悲愁不乐，大便难，气逆喘咳，恶火，鼻不利，肩背痛，汗出，尻阴股膝、髀腨胻足皆痛。寒则右颊青，面白，皮寒，肌肉冷，息利少气，喘咳，泄泻，耳聋，嗌干，喜食辛。此肺经之有余不足也。

肾热病者，颏先赤，面黑，齿槁，骨痛，善恐，善欠，善胀，口干，溺赤，腹满心痛，五脏不安，喘咳身重，寝汗出，憎风。寒则颏青黑，面黄，胸中痛，大腹小腹痛，腰下重，足胫不用而厥，喜食咸。此肾经之有余不足也。

肝色青，宜食甘，粳米、牛肉、枣、葵皆甘。心色赤，宜食酸，小豆、犬肉、李、韭皆酸。肺色白，宜食苦，麦、羊肉、杏、薤皆苦。脾色黄，宜食咸，大豆、豕肉、栗、藿皆咸。肾色黑，宜食辛，黄黍、鸡肉、桃、葱皆辛。辛散、酸收、甘缓、苦坚、咸耎，毒药攻邪，五谷为养，五果为助，五畜为益，五菜为充，气味合而服之，以补益精气。此五者，有辛、酸、甘、苦、咸，各有所利，或散，或收，或缓，或急，或坚，或耎，

① 金音：五行属金之音，即商音。

四时五脏，病随五味所宜也。

味虽有五，亦须分阴阳而用，方能合拍。病虽有主，亦须分寒热而治，方免错误。如大便难为热结，而寒气凝结，大便亦难，即吴鞠通之所谓燥气，宜用天台乌药散以温之是也。他症可以类推，学者当思因症变通，不可以词害义也。

张仲景《伤寒论》

上古医书，皆有法无方，有方则自仲景之《伤寒论》始。人之有病，不论内伤外感，有寒则有热，不当以伤寒为名，以启后人之疑。其论中虽有“太阳病，发热而渴，不恶寒，为温病”之条，而又未立方以示后学。下文又云：太阳伤寒，头痛，发热，无汗者，用麻黄汤。头痛，发热，汗出，恶风者，用桂枝汤。太阳病，头痛，发热，脉反沉，身体疼痛者，当救其里，用四逆汤。均属以热治热。后人用其法，有效，有不效，以致有发热忌用温热之论。言之过甚者，莫如李子建之《伤寒十劝》。张景岳见发热用寒凉而不应手，遂据仲景之法以驳子建之谬。二说皆非定论。子建之发热，忌用温热，乃表里皆热之症。景岳之发热，忌用寒凉，乃内寒外热之症。

经云：阳盛则热，阴盛则寒①。阳虚生外寒，皮外怕冷，宜用辛温之药。阴虚生内热，胸中烦躁发热，宜用苦寒之药。阳盛生外热，皮外发热，宜用辛凉之药。阴盛生内寒②，胸中胀闷怕冷，宜用苦温之药。早说明寒热当分内外。后人不读圣经，不明阴阳，据仲景之《伤寒论》以为万世法，无怪乎子建之有《伤寒十劝》也。

---

① 阳盛……则寒：语出《素问·阴阳应象大论》。

② 阳虚生外寒……阴盛生内寒：语出《素问·调经论》。

外感一症，莫不由于内外受寒、内外受热，或本属内热而又受外来之风寒，或本属内寒而又受外来之风热，千变万化，总不出此四门。

内外受寒者，必现内外怕冷，而无一毫热象，方是真受寒。内外受热者，必现烦燥不宁，口干作渴，皮肤发烧，而无一毫寒象，方是真受热。若外面皮肤恶寒、内里发热者，乃外寒内热之症。若外面皮肤发热、内里恶寒者，此乃外热内寒之症。俱当分清而治。

世人不问寒热，不分内外。一见恶寒发热，即用表散。五六日后见大便不解，方敢用下。如逢热重寒轻之症，一投表药，其病愈增，即有因汗而解者，亦必口鼻生疮。医者、病者均以为火已冲出，风寒已解，可用清补以调理之。殊不知入手之初，于表药之中加以寒凉之品，如麻黄汤中之加石膏，便可一药而愈，又何必病后再调理哉！相习成风而不悟，皆由认症不清之故耳。读仲景本传，言其料王仲宣二十年后眉脱而死①，可谓神乎其技！有如是之奇术，岂有寒热不能分别之理？王安道②以文笔绝类③，王氏《脉经》似出叔和之手，是耶非耶，不得而知也。

华佗《中藏经》论

医道自轩岐至汉末三千余年，中间名医如公乘阳庆④、仓公⑤等，代不乏人，然无书传世。留书者，惟秦越人之《难

① 王仲宣……眉脱而死：语本《针灸甲乙经·皇甫序》。
② 王安道：即王履，元末明初医学家，字安道，著有《医经溯洄集》。
③ 绝类：超出同类。
④ 公乘阳庆：西汉医学家，著有《黄帝扁鹊脉书》。
⑤ 仓公：汉代医家，系名医淳于意之别名。

经》、张仲景之《伤寒论》而已。《难经》将脉之寒热注错，不足以辅翼圣经。《伤寒论》惟分六经以施治，而略于色脉，亦不足以发明圣经。华元化在三国时以医济世，有刳肠洗脏之能，惜其书被毁，以致神术无传。余自习医以来，遍阅方书，始知其有《中藏经》传世。其全书不得见，仅见于诸家之引征。其分寒热则云：人之寒热往来者，其病何也？此乃阴阳相胜也。阳不足则先寒后热，阴不足则先热后寒。此二句指外现之象。上盛则发热，下盛则发寒。此二句指诊脉而言。皮寒而燥者，阳不足；皮热而燥者，阴不足。皮寒而寒者，阴盛也；皮热而热者，阳盛也。此四句即经之所谓阳盛生外热，阴虚生内热，阳虚生外寒，阴盛生内寒也。热发于下，则阴中之阳邪也；热发于上，则阳中之阳邪也。寒起于上，则阳中之阴邪也；寒起于下，则阴中之阴邪也。烦[①]赤多言而寒者，阳中之阴邪也。面青多言而热者，阴中之阳邪也。面青多言而寒者，阴中之阴邪也。若不言者，不可治也。阴中之阴者，一生九死；阳中之阳者，九生一死。阴病难治，阳病易医。此二句指脏腑，非寒热也。诊其脉候，滑实在上，则阳中之阳也；滑实在下，则阴中之阳也。微弱在上，则阳中之阴也；微弱在下，则阴中之阴也。滑实在中，则中热；微弱在中，则中寒。寒用热取，热以寒攻。此二句以寒治热、以热治寒之大法。逆顺之法，从乎天地，本乎阴阳也。从之者生，逆之者死[②]。此言不可以热治热，以寒治寒也。

其决生死则曰：不病而五行绝者死，不病而性情变者死，不病而暴语妄言者死，不病而暴不语者死，不病而喘息者死，

① 烦：《中藏经·寒热论》作“颊”。

② 人之寒热往来者……逆之者死：语本《中藏经·寒热论》。

不病而强中者死，不病而暴目盲者死，不病而暴肿满者死，不病而大便结者死，不病而暴无脉者死，不病而暴昏冒如醉者死。此内外[①]先尽故也。逆者即死，顺者二年无有生者也[②]。所言阴阳寒热，实足以发明《内经》，惟只言寒热而未及方剂，人不能解，遂以为无书。其劈头补脑之术，近于祝由，亦见于《内经》，非无稽之术也。近日西洋人亦能之，惟宜于外科、伤科，而无益于内症耳。余初读此篇，亦不知其精义，自得来去、分阴阳之后，方知其道归正宗。三代而后，得轩岐之蕴奥者，一人而已，宜乎庙食[③]千秋也。

庸医杀人论

医道之庸，汉时已然，所以有“不药为中医”之叹也。古之所为庸[④]者，尚系读书明理之人，以其有救人之功，比之良相。自《汤头歌诀》之书出，无论何人，稍识几字，便可业此为升斗[⑤]计，医道从此愈趋愈下，将人治死而曰：我遵某人之法，并未有错。病之不起，命也，非我之过也。

余有一友，读书不能成文，弃而学医，日则悬壶于市，夜则朗诵《汤头》。余晓之曰：“君之学医可谓勤矣，然而无济于事。欲为良医，须从《内经》入手。”当授之以《灵枢》《素问》，告之以五行生克。彼持书而去，数日来还云：“书中无方，不如《汤头歌诀》之好读，不能学也。”噫，《汤头歌诀》之害

---

① 内外：《中藏经·生死要论》作“内气”。

② 不病而五行绝者死……无有生者也：语本《中藏经·生死要论》。

③ 庙食：谓死后立庙，受人奉祀，享受祭飨。

④ 庸：据文义，当作“医”。

⑤ 升斗：比喻少量的收入。此指维持生计。

医道何如此之甚耶！始作俑者，其无后乎？

或曰：上天以人间生齿日繁[①]，水火刀兵之外，复降之以庸医而收之。《汤头歌诀》乃阎王之催命使者。子欲锄而去之，令人无夭折，岂不为造物所忌？况数百年之积习，何能一旦[②]除之？虽言之而亦无人肯信也。余答之曰：上天以好生为心，轩岐之著书立说原为济世起见，不料后人之难解如此。若归之劫运，则不必留此书。既有此书，理应有解。余生也鲁[③]，别无所长，惟于医道之难解者一见即知，非余之聪明所能及，是天欲明斯道也。知而不言是违天也。信不信，关乎各人之命。谚云：药医不死病，佛度有缘人。圣人尚不能保万全，我辈岂能令人无夭折？不过就我所知者言之，以免为庸医所误耳。

本草论

《本草》一书，注明药之性味寒温，以治百病，乃医中最要之书。惟只言其功用，而不言其为害，亦足以误人。并以硫黄、芒硝为服食延年之物，希冀长生者服之，至死不悟，良可悲也。如半夏、陈皮，人皆知为咳嗽药，而不知其只能治风寒，不能治风热，冰炭异途，岂可一概而论？并有以寒为热、以甘为苦，讹错甚多。

如人参一味，《神农本经》著为甘寒，补五脏之阴。后人又改为甘温补气。古之所谓人参，即今之党参，其味甘，其性寒，故补五脏之阴。关东之老山参，生于大山之阴，其性甘寒，阴亏之人服之，立见其效，阳亏之人服之，入口即死。今日所行

① 生齿日繁：生齿，指人口。生齿日繁，即指人口一天天多起来。
② 一旦：一天之间。
③ 鲁：鲁钝。

之参，均系种于大山之阳，并培以硫黄以望其速成，变为苦温之性，可以扶阳而不能滋阴，故用参必须辨明参之性味、病之寒热，方可施用，否则未有不张冠李戴而杀人者。

其它如枸杞甘寒，误为甘温；槟榔辛凉，误为辛温；芍药有注为苦者，有注为酸者；地骨皮有注为苦者，有注为甘者；石决明有注为咸者，有注为苦寒者；香薷有注为辛温者，有注为辛凉者；冰片有注为辛凉者，有注为辛温者；薄荷有注为辛温者，有注为辛凉者；桔梗有注为苦者，有注为辛者。诸如此类甚多，难以悉举。性味不同，寒温各异，以之治病，能无错误？

如一方十余味，每味数分，似尚不足为害，而彼此牵制，愈病亦难。若用古方大剂，岂不误人性命？

即如青果一味，上文曰：甘温；下文曰：清咽生津，除烦醒酒，解河豚鱼毒。夫甘温之品，岂能清咽生津、解河豚鱼毒耶？所谓解毒者，清其热也。就其本文，亦复自相矛盾。

淫羊藿，从前均以为甘温壮阳。惟叶天士曰：巴戟天甘温，治阳虚之阳痿；淫羊藿甘寒，治阴虚之阳痿。可谓独具卓识。所谓羊食之能阴阳①百遍者，羊系火畜，得甘寒以补其阴，非谓其壮阳也。

寒温辨不清，犹可说焉。五味辨不清，殊不可解。岂古今药味不同耶？细推其理，其故有二：一因店中制药，必用水泡软而切之。水少之处，用泡过苦者之水，再泡辛甘之物，则辛甘亦变而为苦。一因地之肥瘠不同而变，如菜味本甘，地瘠则苦，菜既能变，药亦可变。悟通此理，则用药当思所慎。现选

① 阴阳：指交配。

常用之药一百六十种附于十二经脉之后，以备择用。至于药可治病不可常服，经有明训。久服延年之说，悉删去之，以免再误也。

分寒热用药论

医道之识症，不外乎望闻问切。用药之法，不外乎阴阳寒热。切、问两法，前论已详。惟皮粗肉厚者，切之不准。病重糊图①及小儿口不能言者，则问亦不能行。除此之外，将何以分寒热？展转思维，始悟经中尚有“扪而可得”一条。惟经文只言尺肤热、掌中热为内热，未详五脏之热。细思其理，面上既分五脏之部位，现赤色者，其皮亦当热；现白色者，其皮应不热。从此试验，始知肺寒肝热者，左颧赤而热，右颧则白而凉；肺热肝寒者，右颧赤而热，左颧青而凉。心脾肾则察之天庭、鼻准、地阁②，以此分寒热，较问、切两法为尤准。女子反看，百无一失。圣人男女异位之训，信不诬也。

至于用药，不外乎用五味以治五脏。其麻黄、细辛、大黄、石膏、桂枝等药，去病极速，世人畏之如虎而不敢用。即用之，而病家又不敢服，此天下之通病也。推其原由，总因虚实不分，将药用错之故，不怨己之不明，反以此等药谓不可用。殊不知药不对症，无论何物，皆可杀人。当归、川芎为时下常用之药，川芎之雄烈尤甚于细辛。昔内子③产后头痛，医者用四物汤而头痛更甚。复请一医则言产后不宜凉，应用佛手散。药至，一闻其气，头即更痛。彼时余初学医，不敢自以为是。因思温之

① 图：绍兴裘氏本同，当为“涂”。
② 地阁：亦作“地格”，指下颌。
③ 内子：妻子。

不可，惟有清解之一法，当进以白虎汤，其痛即止。过半日药力稍退而头复痛。当用大剂玉女煎加龟板、鳖甲滋阴等药而痊。胎前宜凉，产后宜温之说，岂可信哉？

或曰：子之治病，药剂太重，人不敢服。答曰：治病如救火，杯水车薪岂能济事。用药譬如天平之秤物，一两之病，须用一两之药，其秤方平。若加其重头，则丝毫便坠。用药须问其对症不对症，不必问其重不重。余之用药，不对症者，丝毫不敢用。如本系热症又误用温剂，大热不解，则石膏断非数两不能救。或本系伤寒又误用寒凉，内外恶寒怕冷，则桂、附、麻黄亦非重用不可。若迟疑而不敢用，或用之而病家不敢服，皆取死之道也。

或曰：医者之行道，看一次有一次之看资。若照吾子之法，使人速好，行道之人何以为生？噫，是何言欤！行道以救人为主，果能著手成春，势必名振一时，何致无生计？其不敢用重剂，乃见识不到，非故意留之以自售也。譬如屋内起火，延至于梁，有大水浇之，则火灭而梁存。若以少水漫漫浇之，则必致焚尽而后已。腹内有火不救，则五脏六腑烧干而死矣。岂堪照“龙雷之火，不可以水灭而用甘温除大热”之邪说耶？若遵其说，是救火泼油、拯寒用雪，欲人之不死也难矣。余既知之，不得不大声疾呼，以告世人。

或曰：子之说可行于贫穷之人，而不能行于富贵之家。贫穷之人，非病重不吃药，无论何物皆肯服。富贵之人，微病即医治，多半稍识药性，一方开出，或云太热，或云太凉，或云太峻，或云分两太重，议论丛生而不敢服矣。此说甚是。惟治病亦当以症之轻重以定药之多寡。病症如轻，自当以轻剂应之。

病症如重，当明告其非用大剂不可。彼如不信，则推手①不看，以免受过，则贫富皆宜矣。

决生死论

识症以分寒热为要。寒热既分，而病仍不能治者，有命存焉。是犹当以决生死为要。

帝曰：决生死奈何？岐伯曰：形盛脉细，少气不足以息者危；形瘦脉大，胸中多气者死。形气相得者生，参伍不调者病。三部九候皆相失者死；上下左右之脉相应如参舂者病甚；上下左右相失不可数者死。中部之候虽独调，与众脏相失者死；中部之候相减者死；目内陷者死。

帝曰：何以知病之所在？岐伯曰：察九候独小者病，独大者病，独疾者病，独迟者病，独热者病，独寒者病，独陷下者病。是以脱肉身不去者死。中部乍疏乍数者死。其脉代而钩者，病在络脉。察其脏腑，以知死生之期，必先知经脉，然后知病脉。真脏脉见者胜死②。足太阳气绝者，其足不可屈伸，死必戴眼。

帝曰：冬阴夏阳奈何？岐伯曰：九候之脉，皆沉细悬绝者为阴，主冬，故以夜半死。盛躁喘数者为阳，主夏，故以日中死。是故寒热病者，以平旦死。热中及热病者，以日中死。病风者，以日夕死。病水者，以夜半死。其脉乍疏乍数乍迟乍疾者，日乘四季死。形肉已脱，九候虽调，犹死。七诊虽见，九候皆从者不死。所言不死者，风气之病及经月之病，似七诊之

---

① 推手：推脱，拒绝。

② 胜死：《素问·三部九候论》作“邪胜，死也”。

病而非也，故言不死。若有七诊之病，其脉候亦败者死矣，必发哕噫。必审问其所始病与今之所方病，而后各切循其脉，视其经络浮沉，以上下逆从循之，其脉疾者不病，其脉迟者病，脉不往来者死，皮肤著者死。瞳子高者太阳不足，戴眼者太阳已绝。此决死生之要，不可不察也①。

雷公曰：人有不病而卒死，何以知之？黄帝曰：大气入脏腑者，不病而卒死矣。雷公曰：病小愈而卒死者，何以知之？黄帝曰：赤色出两颧，大如母②指者，病虽小愈，必卒死。黑色出于庭，大如母指，必不病而卒死③。

又曰：形与气相任则寿，不相任则夭。皮与肉相果则寿，不相果则夭。血气经络胜形则寿，不胜形则夭。形充而皮肤缓者则寿，形充而皮肤急者则夭。形充而脉坚大者顺也，形充而脉小以弱者气衰，气衰则危矣。形充而颧不起者骨小，骨小则夭矣。形充而大肉䐃坚而有分者肉坚，肉坚则寿。形充而大肉无分理不坚者肉脆，肉脆则夭。墙基卑，高不及其地者，不满三十而死。其有因加疾者，不满二十而死。平人而气胜形者寿。病而形肉脱，气胜形者死，形胜气者危矣④。

《移精变气论》帝曰：余欲临病人，观死生，决嫌疑，欲知其要，如日月之光，可得闻乎？岐伯曰：色脉者，上帝之所贵也，先师之所传也。色以应日，脉以应月，常求其要，则其要也。治之要极，无失色脉，用之不惑，治之大则。得神者昌，

① 帝曰决生死如何……不可不察也：语出《素问·三部九候论》。

② 母：通"拇"，拇指。《周易·咸》"其母"，《十经文字通正书》卷十二："郑康成作'拇'，是'拇'与'母'通"，虞翻注以为足大指，是"拇"正字。

③ 雷公曰……卒死：语出《灵枢·五色》。

④ 形与气相任则寿……危矣：语出《灵枢·寿夭刚柔》。

失神者亡。帝曰：善。

《邪客篇》曰：心者，五脏六腑之大主也，精神之所舍也，其脏坚固，邪弗能容也。容之则心伤，心伤则神去，神去则死矣。

《疏五过论》曰：故贵脱势，虽不中邪，精神内伤，身必败亡。

《汤液醪醴论》帝曰：形弊血尽而功不立者何？岐伯曰：神不使也。帝曰：何为神不使？曰：针石，道也。精神不进，志意不治，故病不可愈。今精[①]坏神去，营卫不可复收。何者？嗜欲无穷而忧患不止，精神弛坏，营涩[②]卫除，故神去之而病不愈也。病成名曰逆，则针石不能治，良药不能及也。

《平人气象论》曰：人一呼脉四动以上曰死，脉绝不至曰死，乍疏乍数曰死。春胃微弦曰平，弦多胃少曰肝病，但弦无胃曰死。人以水谷为本，故人绝水谷则死，脉无胃气亦死。死心脉来，前曲后居，如操带钩，曰心死。死肺脉来，如物之浮，如风吹毛，曰肺死。死肝脉来，急益劲如新张弓弦，曰肝死。死脾脉来，锐坚如鸟之喙，如鸟之距，如屋之漏，如水之流，曰脾死。死肾脉来，发如夺索，辟辟如弹石，曰肾死。

《方盛衰论》曰：形弱气虚死；形气有余，脉气不足死；脉气有余，形气不足生。

《玉版论要》曰：色夭面脱，不治，百日尽已。脉短气绝死，病温虚甚死。

《阴阳别论》曰：所谓阴者，真脏也，见则为败，败必死

① 精：原脱，绍兴裘氏本同，据《素问·汤液醪醴论》补。

② 涩：《素问·汤液醪醴论》作“泣”。

也。所谓阳者，胃脘之阳也。别于阳者，知病处也；别于阴者，知生①死之期。三阴俱搏，二十日夜半死。二阴俱搏，十三日夕时死。一阴俱搏，十日平旦②死。三阳俱搏且数③，三日死。三阴三阳俱搏，心腹满，发尽不得隐曲，五日死。二阳俱搏，其病温，死不治，不过十日死。凡持真脏脉者，肝至悬绝急，十八日死；心至悬绝，九日死；肺至悬绝，十二日死；肾至悬绝，七日死；脾至悬绝，四日死。

《五脏生成篇》曰：凡相人之色，青如草兹者死，黄如枳实者死，黑如炲者死，赤如衃血者死，白如枯骨者死，此五色之见死也。青如翠羽者生，赤如鸡冠者生，黄如蟹腹者生，白如豕膏者生，黑如乌羽者生，此五色之见生也。

《标本病传论》曰：夫病传者，心病心先痛，一日而咳，三日胁支痛，五日闭塞不通，身热④体重，三日不已死，冬夜半，夏日中。肺病喘咳，三日而胁支满痛，一日身重体痛，五日而胀，十日不已死，冬日入，夏日出。肝病头目眩，胁支满，三日体重身痛，五日而胀，三日腰脊少腹痛、胫酸，三日不已死，冬日入，夏早食。脾病身痛体重，一日而胀，二日少腹腰脊痛、胫酸，三日背胆筋痛，小便闭，十日不已死，冬入定，夏晏食。肾病少腹腰脊痛、胻酸，三日背胆筋痛，小便闭，三日腹胀，三日⑤两胁支痛，三日不已死，冬大晨，夏晏晡。胃病胀满，一⑥日少腹腰脊痛、胻酸，三日背胆筋痛，小便闭，五日身体

① 生：原脱，据《素问·阴阳别论》补。
② 平旦：《素问·阴阳别论》无此二字。
③ 俱搏且数：《素问·阴阳别论》作“搏且鼓”。
④ 热：《素问·标本病传论》作“痛”。
⑤ 三日：原脱，据《素问·标本病传论》补。
⑥ 一：《素问·标本病传论》作“五”。

重，六日不已死，冬夜半后①，夏日昳②。膀胱病小便闭，一③日少腹胀，腰脊痛、胻酸，；二④日腹胀，三⑤日身体痛，三⑥日不已死，冬鸡鸣，夏下晡。

《气厥论》曰：心移寒于肺，肺消。肺消者，饮一溲二，死不治。肝移热于心，则死。肾移热于脾，传为虚，肠澼，死不可治。

《本神篇》曰：心怵惕思虑则伤神，神伤则恐惧自失，破䐃脱肉，毛悴色夭，死于冬。脾忧愁而不解则伤意，意伤则悗乱，四肢不举，毛悴色夭，死于春。肝悲哀动中则伤魂，魂伤则狂忘⑦不精，不精则不正当人，阴缩而挛筋，两胁骨不举，毛悴色夭，死于秋。肺喜乐无极则伤魄，魄伤则狂，狂者意不存人，皮革焦，毛悴色夭，死于夏。肾盛怒而不止则伤志，志伤则喜忘其前言，腰脊不可以俯仰屈伸，毛悴色夭，死于季夏。恐惧而不解则伤精，精伤则骨酸痿厥，精时自下。是故五脏主藏精者也，不可伤，伤则失守而阴虚，阴虚则无气，无气则死矣。

《经脉篇》曰：手太阴气绝则皮毛焦，太阴者，行气温于皮毛者也，故气不荣则皮毛焦，皮毛焦则津液去皮节，津液去皮节则爪枯毛折，毛折者则毛先死，丙笃丁死，火胜金也。手少阴气绝则脉不通，脉不通则血不流，血不流则髦色不泽，故其

---

① 后：原脱，据《素问·标本病传论》补。

② 昳（dié 叠）：原作“映”，绍兴裘氏本同，据《素问·标本病传论》改。昳，中午过后。

③ 一：《素问·标本病传论》作“五”。

④ 二：《素问·标本病传论》作“一”。

⑤ 三：《素问·标本病传论》作“一”。

⑥ 三：《素问·标本病传论》作“二”。

⑦ 忘：原脱，据《灵枢·本神》补。

面黑如漆柴者，血先死，壬笃癸死，水胜火也。足太阴气绝者则脉不荣肌肉，唇舌者肌肉之本也，脉不荣则肌肉软，肌肉软则舌痿人中满，人中满则唇反，唇反者肉先死，甲笃乙死，木胜土也。足少阴气绝则骨枯，少阴者冬脉也，伏行而濡骨髓者也，故骨不濡则肉不著也，骨肉不相亲则肉软却，肉软却故齿长而垢发无泽，发无泽者骨先死，戊笃己死，土胜水也。足厥阴气绝则筋绝，厥阴者肝脉也，肝者筋之合也，筋者聚于阴器而脉络于舌本也，故脉弗荣则筋急，筋急则引舌与卵，故唇青舌卷卵缩则筋先死，庚笃辛死，金胜木也。五阴气绝则目系转，转则目运，目运则志先死，志死则远一日半死矣。六阳气绝，则阴与阳相离，离则腠理发泄，绝汗乃出，故旦占夕死，夕占旦死。

《脉要精微论》曰：夫五脏者，身之强也。头者，精明之府，头倾视深，精神将夺矣。背者，胸中之府，背曲肩垂①，府将坏矣。腰者，肾之府，转摇不能，肾将惫矣。膝者，筋之府，屈伸不能，行则偻附，筋将惫矣。骨者，髓之府，不能久立，行则振掉，骨将惫矣。得强则生，失强则死。

《玉版篇》帝曰：诸病皆有逆顺，可得闻乎？岐伯曰：腹胀，身热，脉大，是一逆也；腹鸣而满，四肢清，泄，其脉大，是二逆也；衄而不止，脉大，是三逆也；咳而溲血，脱形，其脉小劲，是四逆也；咳，脱形，身热，脉小以疾，是五逆也。如是者，不过十五日而死矣。其腹大胀，四末清，脱形，泄甚，是一逆也；腹胀，便血，其脉大时绝，是二逆也；咳，溲血，形肉脱，脉搏，是三逆也；呕血，胸满引背，脉小而疾，是四

① 垂：《素问·脉要精微论》作“随”。

逆也；咳，呕，腹满且飧泄，其脉绝，是五逆也。如是者，不过[1]一时而死矣。

《五禁篇》帝曰：何谓五逆？岐伯曰：热病脉静，汗出而脉躁盛，是一逆也；病泄，脉洪大，是二逆也；著痹不移，䐃肉破，身热，脉偏绝，是三逆也；淫而夺形，身热，色夭然白及后下血衃，血衃笃重，是四逆也；寒热夺形，脉坚搏，是谓五逆也。

《奇病论》帝曰：有癃者，一日数十溲，此不足也。身热如炭，颈膺如格，人迎躁盛，喘息气逆，此有余也。太阴脉细微如发者，此不足也。其病安在？名为何病？岐伯曰：病在太阴，其盛在胃，颇在肺，病名曰厥，死不治。此所谓五有余二不足也。帝曰：何谓五有余二不足？曰：所谓五有余者，五病之气有余也。二不足者，亦病气之不足也。今外得五有余，内得二不足，此其身不表不里，亦正死明矣！

《厥病篇》曰：风痹淫泺，病不可已者，足如履冰，时如入汤中，股胫淫泺，烦心头痛，时呕时悗，眩已汗出，久则目眩，悲以喜恐，短气，不出三年死也。真心痛，手足清至节，心痛甚，旦发夕死，夕发旦死。真头痛，头痛甚，脑尽痛，手足寒至节，死不治。

《六元正纪大论》曰：大积大聚，其可犯也，衰其大半而止，过者死。

《论疾诊尺篇》曰：婴儿病，其头毛皆逆上者，必死。

《热病[2]篇》曰：老人婴儿，而腹满者，死。

---

① 过：《灵枢·玉版》作“及”。

② 病：原作“疾”，绍兴裘氏本同，据《灵枢·热病》改。

《癫狂篇》云：癫疾者，癫[1]发如狂者，死不治。

此皆《内经》决死生之要也。

《难经》决小儿生死曰：眼上赤脉下贯瞳人，囟门肿起兼及作坑，鼻干黑燥，肚大筋青，目多直视，睹不转睛，指甲青黑，忽作鸦声，虚舌出口，啮啮咬人，鱼口气急，鱼口张而不合也。啼不作声，蛔虫既出，必是死形。用药速救，十无一生。此《难经》决生死之法也[2]。

大凡治病，先以识生死为要，五脏皆坚者无病，五脏皆脆者不离于病，不可不知也。

---

① 癫：《灵枢·癫狂》作"疾"。

② 难经决小儿生死……决生死之法也：语出《脉诀刊误·小儿外证十五候》。

卷　二

手太阴肺经[1]

肺手太阴之脉，起于中焦，下络大肠，还循胃口，上膈属肺，从肺系横出腋下，下循臑内，行少阴、心主之前，下肘中，循臂内上骨下廉，入寸口，上鱼，循鱼际，出大指之端。其支者，从腕后直出次指内廉，出其端。

是动则病肺胀满，膨膨而喘咳，缺盆中痛，甚则交两手而瞀，此为臂厥。是主肺所生病者，咳，上气喘渴，烦心胸满，臑臂内前廉痛厥，掌中热。气盛有余，则肩背痛，风寒汗出中风，小便数而欠；气虚则肩背痛寒，少气不足以息，溺色变。为此诸病，盛则泻之，虚则补之，热则疾之，寒则留之，陷下则灸之，不盛不虚以经取之。盛者寸口大三倍于人迎，虚者则寸口反小于人迎也[2]。盛者为寒，虚者为热。

诊于右寸沉部，外为人迎，内为寸口，人迎为热，寸口为寒，均在一部，此乃分寒热之要诀，千古未传之秘也。余今注出，学者不可因其易而忽之也，药宜辛温、辛凉。

手阳明大肠经[3]

大肠手阳明之脉，起于大指次指之端，循指上廉，出合谷两骨之间，上入两筋之间，循臂上廉，入肘外廉，上臑外前廉，

---

① 手太阴肺经：原作“肺经”，绍兴裘氏本同。据本卷目录改。
② 肺手太阴之脉……人迎也：语出《灵枢·经脉》。
③ 手阳明大肠经：原作“大肠经”，绍兴裘氏本同。据本卷目录改。

上肩，出髃骨之前廉，上出于柱[①]骨之会上，下入缺盆，络肺，下膈属大肠。其支者，从缺盆上颈贯颊，入下齿中，还出挟口，交人中，左之右，右之左，上挟鼻孔。

是动则病齿痛，颈肿。是主津液所生病者，目黄口干，鼽衄喉痹，肩前臑痛，大指次指痛不用。气有余则当脉所过者热肿，虚则寒栗不复。为此诸病，盛则泻之，虚则补之，热则疾之，寒则留之，陷下则灸之，不盛不虚以经取之。盛者人迎大三倍于寸口，虚者人迎反小于寸口也[②]。盛者为热，虚者为寒。

诊于右寸浮部，药宜辛温、辛凉。

辛 温

桂枝 气味辛温。主上气，咳逆，结气，喉痹，吐吸，利关节，补中益气。

细辛 气味辛温。主咳逆上气，头痛脑动，百节拘挛，风湿痹痛，死肌，明目，利九窍。

白芷 气味辛温。主女人漏下赤白，血闭，阴肿，寒热，头风[③]，目泪，肌肤润泽，金疮伤损。

干姜 气味辛温。主胸满咳逆上气，温中止血，出汗，逐风湿痹，肠澼下利。生者尤良。

川芎 气味辛温。主中风入脑，头痛，寒痹，筋挛缓急，金疮，妇人血闭，无子。

---

① 柱：原作“注”，绍兴裘氏本同，据《灵枢·经脉》改。

② 大肠手阳明之脉……寸口也：语出《灵枢·经脉》。

③ 头风：病证名，经久难愈之头痛。《医林绳墨·头痛》曰：“头风之症亦与头痛无异，但有新旧去留之分。浅而近者名曰头痛，深而远者名曰头风。头痛卒然而至，易于解散；头风作止不常，愈后触感复发也”。

荆芥　气味辛温。主寒热鼠瘘[①]瘰疬，生疮，破积聚气，下瘀血，除湿疸。

半夏　气味辛温，有毒。主伤寒寒热，心下坚，胸胀咳逆，头眩，咽喉肿痛，肠鸣下气，止汗。

豆蔻　气味辛温。主温中消食，止泄，治精冷，心腹胀痛，霍乱中恶，鬼气冷疰，呕沫冷气。

砂仁　气味辛温。主虚劳冷泻，宿食不消，赤白泄痢，腹中虚痛，下气。

香薷　气味辛温。主霍乱，腹痛吐下，散水肿。

白芥子　气味辛温。主发汗，胸膈冷痰。

紫苏子、叶、梗。　气味辛温。散寒，开胃，益脾，宽中，消痰。

乌药　气味辛温。治中风，膀胱冷气，反胃吐食，宿食不消，泻痢。

五灵脂　气味辛温。主心腹冷痛，通利血脉，下女子月闭，治血气刺痛。

胡椒　气味辛温。暖胃快膈，下气消寒痰食积，肠滑冷痢，阴毒腹痛，杀一切鱼肉鳖蕈毒。

巴豆　气味辛热，有大毒。去脏腑沉寒，破痰癖，血瘕气痞，食积生冷硬物，水肿泻痢，惊痫，口㖞，耳聋，牙痛，喉痛，喉痹。可升可降，为阴寒之要药。

麝香　气味辛温。主辟恶气，杀鬼精物[②]，去三虫[③]虫毒，

---

① 鼠瘘：即瘰疬。

② 鬼精物：泛指导致严重疾病的邪气。

③ 三虫：小儿三种常见的肠寄生虫病。《诸病源候论·小儿杂病诸候》曰：“三虫者，长虫、赤虫、蛲虫”。

寒疟，惊痫。

蛇床子 气味辛温。能去风温肾，治男子阳痿、腰痛，疗阴湿恶疮疥癣。

草果 气味辛温。除寒气，消食，疗心腹疼痛，治瘴疠、寒疟、呕吐、泻痢、胀满。

皂角 气味辛温，有小毒。善逐风痰，利九窍，通关节。治头风，杀诸虫，治咽喉痹塞肿痛，行肺滞，通大肠秘结，堕胎，破坚癥，消肿毒及风癣、疥癞，烧烟薰脱肛肿痛。可为丸散，不入汤药。

五加皮 气味辛温。除风湿，行血脉，壮筋骨，明目下气。治骨节四肢拘挛，两脚痹痛，阴痿[①]囊湿，疝气，腹痛，女人阴痒。用以浸酒，可除寒湿诸病。

木香 气味辛温。主邪气，辟毒疫温鬼，强志，顺气，和胃止吐泻霍乱，散冷气，止心腹胁气痛。

石菖蒲 气味辛温。散风寒湿痹，除烦闷，咳上气，止心腹痛，霍乱转筋，通九窍，益心智。

荜茇 气味辛温。善温中下气，除胃冷，辟阴寒，疗霍乱。为末搐鼻，可解头风。

薄荷 气味辛温，兼凉。主散寒热。

羌活 气味辛温。主风寒所击，金疮止痛，奔豚，痫痉，女子疝瘕。

葱白 气味辛温。治风寒发汗。

丁香 气味辛温。主温脾胃，止霍乱。

吴茱萸 气味辛温，有小毒。温中下气，除湿，血痹，逐

---

① 阴痿：病证名，即阳痿。

风邪，咳逆。

蟾酥 味辛麻，性热，有毒。主治发背痈疽，疔肿，一切恶疮。

辛 凉

石膏 气味辛凉。主中风热[①]，心下逆气，惊喘，口干舌焦不能息，腹中坚痛，除邪鬼，产乳，金疮。

葛根 气味辛凉。主消渴，身大热，呕吐，诸痹。

钩藤 气味辛甘，微苦微寒。主小儿风热，十二经惊痫。

槟榔 气味辛涩而凉。主消谷逐水，除痰癖[②]，杀三虫，伏尸，疗寸白。各书皆言其性温，又言其破气极速，气虚者非所宜。温能补气，既云破气，其凉可知。闽广人食鲜槟榔，以叶包石灰同吃，果系温性，何必又用石灰，余不敢以臆断，每见气虚之人，食之不受，故改为辛凉。

山药 气平味甘兼辛。主伤中，补虚羸[③]，除寒热邪气，补中益气力，长肌肉，强阴。

冰片 气味辛凉。散目热，去目中赤肤翳障，逐三虫，消五痔[④]。疗一切恶疮、聚毒，下疳[⑤]，痔漏，疼痛。惟性雄力锐，宜于调敷，不宜于煎剂。假者，系樟脑，性热。

浮萍 气味辛凉。主暴热身痒，下水气，胜酒，长须发，主消渴。

---

① 中风热：《神农本草经》作“中风寒热”。

② 痰癖：病证名，指水饮停聚于胁下成癖，时有胁痛的病证。

③ 羸：原作“羸”，绍兴裘氏本同，据文理改。

④ 五痔：五种痔疮。唐·孙思邈《千金要方·五痔》：“夫五痔者，一曰牡痔，二曰牝痔，三曰脉痔，四曰肠痔，五曰血痔。”

⑤ 下疳：病名，即梅毒，又名妒精疮、疳疮。

葶苈子　气味辛凉。主癥瘕积聚结气，饮食寒热，破坚逐邪，通利水道。

丹皮　气味辛凉，微苦。主寒热，中风，瘈疭，惊痫，邪气，除癥坚，瘀血留舍肠胃，安五脏，疗痈疮。

芍药　气味辛凉，微苦。主邪气腹痛，除血痹，破坚积，寒热，疝瘕，止痛，利小便。

常山　气味辛凉，仿佛似槟榔。张景岳注为大苦寒，有毒，岂古今药味不同耶？治温疟、热痰气结、狂痫癫厥。

生铁　气味辛凉。治癫狂，下气最速。

前胡　气味辛凉。清热消痰，喘咳呕逆，痞膈霍乱，明目安胎。

磁石　气味辛凉，咸。俗名吸铁石。疗耳聋，通关节，消痈肿鼠瘘、颈核喉痛。

轻粉　气味辛凉，有毒。善治疮疖热毒。

黄丹　气味辛凉。镇心安神，除热毒。煎膏必用之药。

升麻　味辛微寒。主解百毒，辟瘟疫，喉痹，口疮。

足太阴脾经[①]

脾足太阴之脉，起于大指之端，循指内侧白肉际，过核骨后，上内踝前廉，上踹内，循胫骨后，交出厥阴之前，上膝股内前廉，入腹属脾络胃，上膈，挟咽，连舌本，散舌下。其支者，复从胃，别上膈，注心中。

是动则病舌本强，食则呕，胃脘痛，腹胀善噫，得后[②]与

---

① 足太阴脾经：原作“脾经”，绍兴裘氏本同。据本卷目录改。

② 后：本指肛门，此指大便。

气[1]则快然如衰[2]，身体皆重。是主脾所生病者，舌本痛，体不能动摇，食不下，烦心，心下急痛，溏瘕泄，水闭，黄疸，不能卧，强立股膝内肿厥，足大指不用。为此诸病，盛则泻之，虚则补之，热则疾之，寒则留之，陷下则灸之，不盛不虚以经取之。盛者寸口大三倍于人迎，虚者寸口反小于人迎也[3]。盛者为寒，虚者为热。

诊于右关沉部，药宜甘温、甘寒。

足阳明胃经[4]

胃足阳明之脉，起于鼻之交頞中，旁约太阳之脉，下循鼻外，上入齿中，还出挟口，环唇，下交承浆，却循颐后下廉，出大迎，循颊车，上耳前，过客主人，循发际，至额颅。其支者，从大迎前下人迎，循喉咙，入缺盆，下膈属胃络脾。其直者，从缺盆下乳内廉，下挟脐，入气街中。其支者，起于胃口，下循腹里，下至气街中而合，以下髀关，抵伏兔，下膝膑中，下循胫外廉，下足跗，入中指内间。其支者，下廉三寸而别，下入中指外间。其支者，别跗上，入大指间，出其端。

是动则病洒洒振寒，善呻数欠，颜黑，病至则恶人与火，闻木声则惕然而惊，心欲动，独闭户塞牖而处，甚则欲上高而歌，弃衣而走，贲响腹胀，是谓骭厥。是主血所生病者，狂疟，温淫汗出，鼽衄，口㖞，唇胗[5]，颈肿，喉痹，大腹水肿，膝

---

① 气：此指矢气。
② 快然如衰：觉得非常轻快。
③ 脾足太阴……人迎也：语出《灵枢·经脉》。
④ 足阳明胃经：原作“胃经”，绍兴裘氏本同。据本卷目录改。
⑤ 唇胗：口唇部的疮疡。

膑肿痛，循膺、乳、气街、股、伏兔、骭外廉、足跗上皆痛，中指不用。气盛则身以前皆热，其有余于胃则消谷善饥，溺色黄。气不足则身以前皆寒栗，胃中寒则胀满。为此诸病，盛则泻之，虚则补之，热则疾之，寒则留之，陷下则灸之，不盛不虚以经取之。盛者人迎大三倍于寸口，虚者人迎反小于寸口也①。盛者为热，虚者为寒。

诊于右关浮部，药宜甘温、甘寒。

甘 温

黄芪 味甘气温。主痈疽久败疮，排脓止痛，大风②癞疾，五痔，鼠瘘，补虚，小儿百病。

术 气味苦甘辛温。主风寒湿痹，死肌，痉，疽，止汗，消食。

防风 气味甘温。主大风头眩痛，恶风，风邪，目盲无所见，风行周身，骨节疼痛。

巴戟天 气味甘微温。主大风，邪气，阴痿不起③，强筋骨，安五脏，补中，增志，益气。

阿胶 气味甘温。主心腹内崩，劳极洒洒如疟状，腰腹痛，四肢酸痛，女子下血，安胎。

使君子 气味甘温，有小毒。性善杀虫，治小儿疳积，小便白浊。凡大人、小儿有虫病者，但于每月上旬，侵晨④空腹食数枚，或即以谷煎汤咽下，次日虫皆死而出也。

---

① 胃足阳明……寸口也：语出《灵枢·经脉》。
② 大风：即麻风。
③ 阴痿不起：即阳痿。
④ 侵晨：即黎明。

杜仲　气味甘温。治腰膝酸痛，小便余沥，胎漏胎堕。

龙骨　气味甘平。主心腹鬼疰、精物、老魅，咳逆，泄痢脓血，女子漏下，癥瘕坚结，小儿热气惊痫。

赤石脂　气味甘平。主黄疸，泄痢，肠澼脓血，阴蚀①，下血赤白②，邪气痈肿，疽痔，恶疮，头疡，疥瘙。

核桃肉　气味甘温。治虚寒咳嗽，腰脚痛。

鹿茸　气味甘温。主漏下，恶血，寒热，惊痫，益气，强志，生齿。

龙眼肉　气味甘温。主五脏邪气，安志厌食，除虫毒，去三虫。

饴糖　味甘气大温。主补虚乏。

大枣　气味甘温。健脾，主心腹邪气，安中养胃，通九窍，助十二经气，和百药。

甘　寒

党参　气味甘微寒。主补五脏，安精神，定魂魄，止惊悸，除邪气，明目，开心益智。

甘草　气味甘平。主五脏六腑寒热邪气，坚筋骨，长肌肉，倍气力，金疮，尰③，解毒。

地黄　气味甘寒。主拆跌绝筋，伤中。逐血痹④，填骨髓，长肌肉。作汤除寒热积聚，除痹。生者尤良。

麦门冬　气味甘平。主心腹结气，伤中，伤饱，胃脉绝，

① 阴蚀：病名，指外阴部溃疡一类的病证，又称阴疮。
② 下血赤白：泛指妇女带下赤白。
③ 尰（zhǒng 肿）：自膝至踝及趾俱肿名尰。
④ 血痹：病名，痹证之一。一指邪客于血脉而成的痹证，二指风痹。

羸瘦，短气。

牛膝 气味甘平。主痿痹，四肢拘挛，膝痛不可屈伸，逐血气，伤热，火烂，堕胎。

石斛 气味甘平。主伤中，除痹，下气，补五脏虚劳，强阴益精。

泽泻 气味甘寒。主风痹，乳难①，养五脏，益气力，肥健消水。

薏苡仁 气味甘微寒。主筋急拘挛，不可屈伸，风痹，下气。

车前子 气味甘寒。主气癃②止痛，利水道，通小便，除痹。

茯苓 气味甘平。主胸胁逆气，忧恚，惊邪恐悸，心下结痛，寒热，烦满，咳逆，口焦舌干，利小便。

猪苓 气味甘平。主痎疟③，解毒虫，利水道。

枸杞 气味甘寒。主五内邪气，热中，消渴，周痹。

桑白皮 气味甘寒。主伤中，五劳六极，羸瘦，崩中，绝脉④。

滑石 气味甘寒。主身热，泄澼，女子乳难，癃闭，利小便，荡胃中积聚。

淫羊藿 气味淡寒。主阴痿，绝伤，茎中痛，利小便。

天花粉 气味甘寒，微苦。解热渴，消乳痈肿毒、痔瘘、疮疖，排脓，生肌长肉。

---

① 乳难：即产难，或称难产。
② 气癃：即气淋。
③ 痎（jiē 揭）疟：疟疾的通称。
④ 绝脉：脉息停止。

蒲黄　气味甘寒。活血消瘀，通妇人经脉，止崩中带下，治儿枕气痛。

金银花　气味甘寒。善于化毒，故治痈疽肿毒疮癣，为疮毒之要药。

土茯苓　气味甘淡。治拘挛骨痛，恶疮痈肿。

人乳　气味甘咸。主补五脏，令人肥健。

牛乳　气味甘寒。主补虚羸，止烦渴，润皮肤，养心肺，解热毒。

竹茹　气味甘寒。主呕啘[①]吐血，崩中，解寒热。

竹沥　气味甘寒。疗暴中风风痹，胸中大热，止烦闷，消渴，劳复。

绿豆　气味甘寒。主丹毒，烦热风疹，药石发动热气，奔豚，消肿，下气。

梨　气味甘寒。除客热，止心烦，消风热，除胸中热结，治热咳，止渴生津。

蜜　气味甘平。主心腹邪气，诸惊痫痓，安五脏诸不足，解热毒，和百药。

手少阴心经[②]

心手少阴之脉，起于心中，出属心系，下膈络小肠。其支者，从心系上挟咽，系目系。其直者，复从心系却上肺，下出腋下，下循臑内后廉，行手太阴、心主之后，下肘内，循臂内后廉，抵掌后锐骨之端，入掌内[③]后廉，循小指之内出其端。

---

① 啘（yuē 约）：干呕。

② 手少阴心经：原作“心经”，绍兴裘氏本同，据本卷目录改。

③ 内：原脱，据《灵枢·经脉》补。

是动则病嗌干心痛，渴而欲饮，是为臂厥。是主心所生病者，目黄胁痛，臑臂内后廉痛厥，掌中热痛。为此诸病，盛则泻之，虚则补之，热则疾之，寒则留之，陷下则灸之，不盛不虚以经取之。盛者寸口大再倍于人迎，虚者寸口反小于人迎也①。盛者为寒，虚者为热。

诊在左寸沉部，药宜苦温、苦寒。

手太阳小肠经②

小肠手太阳之脉，起于小指之端，循手外侧上腕，出踝中，直上循臂骨下廉，出肘内侧两筋之间，上循臑外后廉，出肩解③，绕肩胛，交肩上，入缺盆络心，循咽下膈，抵胃属小肠。其支者，从缺盆循颈上颊，至目锐眦，却入耳中。其支者，别颊上𩓐抵鼻，至目内眦，斜络于颧。

是动则病嗌痛颔肿，不可以顾，肩似拔，臑似折。是主液所生病者，耳聋目黄颊肿，颈、颔、肩、臑、肘、臂外后廉痛。为此诸病，盛则泻之，虚则补之，热则疾之，寒则留之，陷下则灸之，不盛不虚以经取之。盛者人迎大再倍于寸口，虚者人迎反小于寸口也④。盛者为热，虚者为寒。

诊于左寸浮部，药宜苦温、苦寒。

苦　温

远志　气温味苦。主咳逆，伤中⑤，补不足，除邪气，利

---

① 心手少阴……人迎也：语出《灵枢·经脉》。

② 手太阳小肠经：原作“小肠经”，绍兴裘氏本同，据本卷目录改。

③ 肩解：即肩关节后面的骨缝。

④ 小肠……寸口也：语出《灵枢·经脉》。

⑤ 伤中：即伤五脏。

九窍，益智慧，耳目聪明，不忘，强志，倍力。

橘皮 气味苦辛温。化寒痰，消食，开胃。

当归 气味苦温。主咳逆上气，妇人漏中，绝子，诸恶疮疡金疮，排脓止痛。

麻黄 气温味苦。主中风伤寒，头痛，寒疟，发表出汗，止咳逆上气，除寒热，破癥坚积聚。

杏仁 气温味苦，有小毒。主咳逆上气，雷鸣，喉痹，下气，产乳，金疮，寒心，奔豚。

桃仁 气温味苦。主瘀血，血闭，癥瘕，杀小虫。

厚朴 气温味苦。主中风，伤寒，头痛，惊悸，血痹，死肌，去三虫，宽胀下气。

续断 气温味苦。主伤寒，补不足，金疮，痈疡，折跌，续筋骨，妇人乳难。

何首乌 气温味苦。主瘰疬，消痈肿，疗头目风疮，治五痔，止心痛，益气，黑须发，亦治妇人产后及带下诸疾。

益母草 气温味苦。主明目益气，除水气。

高丽参 气温味苦。补中益气。

紫苑 气温味苦。主咳逆上气，胸中寒热结气，去虫毒，痿躄，安五脏。

乳香 气温味苦。治霍乱，通血脉，消痈疽诸毒，托里护心，活血定痛，舒筋脉，疗折伤。煎膏止痛长肉。

没药 气温味苦。破血散血消肿，疗金疮杖疮[1]，诸恶疮，痔瘘，痈肿癥瘕及堕胎，产后血气作痛。研烂，热酒调服。

天南星 气温味苦，有毒。主中风，治寒痰，利胸膈，下

---

① 杖疮：受杖刑后的创伤。

气，攻坚积，治惊痫，散血堕胎，疗金疮。

苦寒

大黄 气味苦寒。主下瘀血，血闭，风热，破癥瘕积聚，留饮宿食，荡涤肠胃，推陈致新，通利水谷，调中化食，安和五脏。

黄连 气味苦寒。主风热，目痛，眦伤[1]，泪出，明目，肠澼[2]，腹痛，下痢，妇人阴中肿痛。

黄芩 气味苦寒。主诸热，黄疸，肠澼泄痢，逐水，下血闭，恶疮疽蚀，火疡。

黄柏 气味苦寒。主五脏肠胃中结热，黄疸，肠痔，止泄利、女子漏下赤白，阴伤蚀疮。

龙胆草 气味苦寒。主骨间热，惊痫，邪气，续绝伤，定五脏，杀虫解毒。

丹参 气味苦寒。主心腹邪气，肠鸣幽幽如走水，积聚，破癥除瘕，止烦满。

知母 气味苦寒。主消渴热中，除邪气，肢体浮肿，下水，补不足。

贝母 气味苦寒。主烦热，淋沥，邪气，疝瘕，喉痹，乳难，金疮，风痉。

苦参 气味苦寒。主心腹结气，癥瘕积聚，黄疸，溺有余沥，除痈，明目，止泪。

栀子 气味苦寒。主五内邪气，胃中热气，面赤，酒疱皶

---

① 眦伤：病名，指眼角睑缘慢性炎症。

② 肠澼：古病名，痢疾的古称。

鼻，白癞[1]赤癞，疮疡。

枳实 气味苦寒。主大风在皮肤中如麻豆苦痒，除热结，止痢，长肌肉，利五脏。

连翘 气味苦寒。主热结，鼠瘘，瘰疬，痈肿，恶疮，瘿瘤，虫毒，排脓止痛，为疮家之要药。

地骨皮 气味苦寒。主骨蒸热，吐血，消渴。

白头翁 气味苦寒。治热毒血痢，温疟，鼻衄，秃疮，瘿疬，疝瘕，血痔，偏坠[2]，明目消疣。

牛黄 气味苦寒。主惊痫，热盛狂痓，除邪逐鬼。

柴胡 气味苦寒。治心腹肠胃中结气，饮食积聚，寒热邪气，推陈致新。

秦艽 气味苦寒。治风痹，挛急，虚劳骨蒸。

西洋参 气苦寒。治一切热症。

元参 气味苦寒。主腹中热，积聚，女人产乳余疾，补肾水，令人明目。

沙参 气味苦寒。主血结，惊气，除寒热，补中，清肺。

茵陈蒿 气味苦寒。主风热结气，黄疸。

甘菊花 气味苦寒。主诸风头眩肿痛，目欲脱，泪出。

槐实 气味苦寒。主五内邪气热，止涎唾，补绝伤，五痔，火疮，妇人乳瘕，五脏急痛。

栝蒌实 气味苦寒。主消渴，身热烦满，大热，补虚安中[3]，续绝伤。

木通 气味苦寒。主除脾胃热，通利九窍、血脉、关节。

---

① 白癞：病名，麻风病的一种。

② 偏坠：病证名，指单侧睾丸肿大，疼痛下坠。

③ 安中：义同补中，即补五脏。

甘遂 气味苦寒，有毒。消癥坚积聚，逐痰，治癫狂，噎膈，痞塞。然性烈伤气，不宜妄用。

大戟 气味苦寒，有毒，性峻利。善逐痰，泻湿热胀满，破癥结，下恶血，攻积聚，通二便，疗温疟，黄病及颈腋痈肿。气虚者不宜。

足厥阴肝经①

肝足厥阴之脉，起于大指丛毛之际，上循足跗上廉，去内踝一寸，上踝八寸，交出太阴之后，上腘内廉，循阴股②入毛中，过阴器，抵小腹，挟胃属肝络胆，上贯膈，布胁肋，循喉咙之后，上入颃颡，连目系，上出额，与督脉会于巅。其支者，从目系下颊里，环唇内。其支者，复从肝别贯膈，上注肺。

是动则病腰痛不可以俯仰，丈夫㿗疝，妇人少腹肿，甚则嗌干，面尘脱色。是主肝所生病者，胸满呕逆飧泄，狐疝遗溺闭癃。为此诸病，盛则泻之，虚则补之，热则疾之，寒则留之，陷下则灸之，不盛不虚以经取之。盛者寸口大一倍于人迎，虚者寸口反小于人迎也③。盛者为寒，虚者为热。

诊于左关沉部，药宜酸温、酸凉。

足少阳胆经④

胆足少阳之脉，起于目锐眦，上抵头角，下耳后，循颈行手少阳之前，至肩上，却交出手少阳之后，入缺盆。其支者，

---

① 足厥阴肝经：原作“肝经”，绍兴裘氏本同，据本卷目录改。

② 阴股：《灵枢·经脉》作“股阴”。

③ 肝足厥阴……人迎也：语出《灵枢·经脉》。

④ 足少阳胆经：原作“胆经”，绍兴裘氏本同，据本卷目录改。

从耳后入耳中，出走耳前，至目锐眦后。其支者，别锐眦，下大迎，合手少阳，抵于𩓿，下加颊车，下颈合缺盆以下胸中，贯膈络肝属胆，循胁里，出气街，绕毛际，横入髀厌中。其直者，从缺盆下腋，循胸过季胁，下合髀厌中，以下循髀阳，出膝外廉，下外辅骨之前，直下抵绝骨之端，下出外踝之前，循足跗上，入小指次指之间。其支者，别跗上，入大指之间，循大指歧骨内出其端，还贯爪甲，出三毛。

是动则病口苦，善太息，心胁痛不能转侧，甚则面微有尘，体无膏泽，足外反热，是为阳厥。是主骨所生病者，头痛颔痛，目锐眦痛，缺盆中肿痛，马刀侠瘿，汗出振寒，疟，胸、胁、肋、髀、膝外至胫、绝骨、外踝前及诸节皆痛，小指次指不用。为此诸病，盛则泻之，虚则补之，热则疾之，寒则留之，陷下则灸之，不盛不虚以经取之。盛者人迎大一倍于寸口，虚者人迎反小于寸口也①。盛者为热，虚者为寒。

诊于左关浮部，药宜酸温、酸凉。

酸温

五味子 气味酸温。主益气，咳逆上气，劳伤，羸瘦，补不足。

乌梅 气味酸温。治虚劳，止肢体痛，偏枯不仁，死肌，去青黑痣，蚀瘜②肉。

木瓜 气味酸温。疗腰膝无力，脚气，霍乱转筋，去湿消胀。

---

① 胆足少阳……寸口也：语出《灵枢·经脉》。

② 瘜肉：即息肉。

酸枣仁　气味酸温。安神补气。

荔枝　气味酸甘温。辟寒邪，治胃脘痛。

金樱子　性温味酸涩。疗脾泄下利，涩精气，止遗精。

醋　气味酸温。主消痈肿，破血晕，除癥块坚积，治产后血晕，心痛咽痛。

酸　凉

山楂　气味酸凉。散瘀化痰，消食磨积。

青果　气味酸凉而涩。清热生津，除烦醒酒，解河豚鱼毒。

山茱萸①

梨核　气味酸凉。消痰降火。

铜绿　气味酸凉。治一切热毒，恶疮。入膏散，不入汤剂。

足少阴肾经②

肾足少阴之脉，起于小指之下，斜趋③足心，出于然谷之下，循内踝之后，别入跟中，以上踹内，出腘内廉，上股内后廉，贯脊属肾络膀胱。其直者，从肾上贯肝膈，入肺中，循喉咙，挟舌本。其支者，从肺出络心，注胸中。

是动则病饥不欲食，面如漆柴，咳唾则有血，喝喝而喘，坐而欲起，目䀮䀮如无所见，心如悬若饥状，气不足则善恐，心惕惕如人将捕之，是为骨厥。是主肾所生病者，口热，舌干，咽肿，上气，嗌干及痛，烦心心痛，黄疸，肠澼，脊股内后廉

---

① 山茱萸：本卷目录中有“山茱萸”，但正文内容缺，绍兴裘氏本同。存疑。

② 足少阴肾经：原作“肾经”，绍兴裘氏本同，据本卷目录改。

③ 斜趋：《灵枢·经脉》作“邪走”。

痛，痿厥嗜卧，足下热而痛。为此诸病，盛则泻之，虚则补之，热则疾之，寒则留之，陷下则灸之，不盛不虚以经取之。灸则强食生肉，缓带披发，大杖重履而步。盛者寸口大再倍于人迎，虚者寸口反小于人迎也[①]。盛者为寒，虚者为热。

诊于左尺沉部，药宜咸温、咸寒。

足太阳膀胱经[②]

膀胱足太阳之脉，起于目内眦，上额交巅。其支者，从巅至耳上角。其直者，从巅入络脑，还出别下项，循肩髆内，挟脊抵腰中，入循膂，络肾属膀胱。其支者，从腰中下挟脊贯臀，入腘中。其支者，从髆内左右别下贯胛，挟脊内，过髀枢，循髀外从后廉下合腘中，以下贯踹内，出外踝之后，循京骨，至小指外侧。

是动则病冲头痛，目似脱，项如拔，脊痛腰似折，髀不可以曲，腘如结，踹如裂，是为踝厥。是主筋所生病者，痔疟狂痫[③]疾，头囟项痛，目黄泪出，鼽衄，项、背、腰、尻、腘、踹、脚皆痛，小指不用。为此诸病，盛则泻之，虚则补之，热则疾之，寒则留之，陷下则灸之，不盛不虚以经取之。盛者人迎大再倍于寸口，虚者人迎反小于寸口也[④]。盛者为热，虚者为寒。

诊于左尺浮部，药宜咸温、咸寒。

---

① 足少阴……人迎也：语出《灵枢·经脉》。

② 足太阳膀胱经：原作“膀胱经”，绍兴裘氏本同，据本卷目录改。

③ 痫：《灵枢·经脉》作“癫”。

④ 膀胱足太阳……寸口也：语出《灵枢·经脉》。

咸　温

附子　气味咸温，有大毒。主风寒咳逆，邪气，温中，金疮，破癥坚积聚，血瘕，寒湿痿躄拘挛，膝痛不能行步。

肉苁蓉　气味咸温。主五劳七伤，补中益气，除茎中痛。

破故纸　气味咸温。主五劳七伤，伤风虚冷，骨髓伤败，肾冷精流及妇人血气堕胎之病。

阳起石　气味咸温。治阳痿，子宫虚冷，腰膝冷痹，水肿，癥瘕。

鹿角霜、胶。　味甘咸气温。补虚羸，益气力，填精髓，壮筋骨，长肌肉，悦颜色，疗吐血，下血，尿精尿血，腰痛，一切阳虚之症及妇人崩淋，赤白带浊、止痛安胎。

海螵蛸　气味咸温。疗妇人经枯，血闭，血崩，血淋，赤白带及丈夫阴中肿痛，固精，令人有子。

旋覆花　气味咸温，有小毒。主结气，胁下满，惊悸，除水，去五脏间寒热，补中益气。

咸　寒

犀角　气味辛咸寒。主百毒虫疰，邪鬼，瘴气，解钩吻、鸩羽、蛇毒，除邪，不迷惑，魇寐，解大热，小儿惊风。

羚羊角　气味咸寒。主明目益精，去恶血①注下，辟虫毒，起阴恶鬼不祥，常不魇寐，疗邪热中风卒死，小儿惊悸。

秋石　气味咸寒。清五脏六腑之热。

---

①　恶血：泛指瘀血。

芒硝[1]

白矾 气味咸寒而涩。解毒，疗痈肿、疔疮、喉痹、瘰疬、恶疮、疥癣，去腐生新肉，为外科之要药。

牡蛎 气味咸寒。主温疟洒洒[2]，惊恚怒气，除拘缓，鼠瘘，女子带赤白，强骨节，杀邪鬼[3]。

桑螵蛸 气味咸平。主伤中，疝瘕，阴痿，益精生子，女子血闭[4]，腰痛，通五淋，利小便水道。

蚯蚓 味咸性寒，有毒。能解热毒，黄疸，消渴，利大小便，癫狂，喉痹，瘟疫，小儿急惊，一切热症。

蝉蜕 味甘微咸微凉。疗风热，治小儿惊痫，夜啼。

白僵蚕 气味咸辛平。主治小儿惊痫，夜啼。去三虫，灭黑鼾，令人面色好，男子阴痒病。

龟板 气味微咸寒。治虚劳，阴火上炎，吐血衄血，肺热咳喘，消渴烦扰，热汗惊悸，谵语，狂躁等症。

鳖甲 气味咸平。能消癥瘕坚积，疗温疟，除骨节间血虚劳热，妇人恶血漏下，小儿惊痫，斑痘烦喘。

石决明 气味咸寒。治肝热目疾。

手厥阴心包络经[5]

心主手厥阴心包络之脉，起于胸中，出属心包络，下膈，

① 芒硝：本卷目录中有“芒硝”，但正文内容缺，绍兴裘氏本同。存疑。

② 洒洒：恶寒貌。

③ 杀邪鬼：指祛邪气。

④ 血闭：即闭经。

⑤ 手厥阴心包络经：原作“心包络经”，绍兴裘氏本同，据本卷正文内容改。

历络三焦。其支者，循胸中出胁，下腋三寸，上抵腋，下循臑内，行太阴、少阴之间，入肘中，下臂行两筋之间，入掌中，循中指出其端。其支者，别掌中，循小指次指出其端。

是动则病手心热，臂肘挛急，腋肿，甚则胸胁支满，心中憺憺大动，面赤目黄，喜笑不休。是主脉所生病者，烦心心痛，掌中热。为此诸病，盛则泻之，虚则补之，热则疾之，寒则留之，陷下则灸之，不盛不虚以经取之。盛者寸口大一倍于人迎，虚者寸口反小于人迎也[①]。盛者为寒，虚者为热。

诊于右尺沉部，药宜苦温、苦寒。

手少阳三焦经[②]

三焦手少阳之脉，起于小指次指之端，上出两指之间，循手表腕，出臂外两骨之间，上贯肘，循臑外上肩，而交出足少阳之后，入缺盆，布膻中，散络心包，下膈，循属三焦。其支者，从膻中上出缺盆，上项，系耳后直上出耳上角，以屈下颊至䪼。其支者，从耳后入耳中，出走耳前，过客主人前，交颊，至目锐眦。

是动则病耳聋，浑浑焞焞，嗌肿，喉痹。是主气所生病者，汗出，目锐眦痛，颊肿[③]，耳后、肩、臑、肘、臂外皆痛，小指次指不用。为此诸病，盛则泻之，虚则补之，热则疾之，寒则留之，陷下则灸之，不盛不虚以经取之。盛者人迎大一倍于寸口，虚者人迎反小于寸口也[④]。盛者为热，虚者为寒。

诊于右尺浮部，药宜酸苦。

---

① 心主……人迎也：语出《灵枢·经脉》。
② 手少阳三焦经：原作"三焦经"，绍兴裘氏本同，据本卷目录改。
③ 肿：《灵枢·经脉》作"痛"。
④ 三焦手少阳……寸口也：语出《灵枢·经脉》。

卷　三

头

头为天谷以藏神。脑为髓海，有余则轻劲多力，不足则脑转耳鸣、胫痠[①]眩冒、目无所见。其病也，虽有正头痛、偏头痛、风寒头痛、湿热头痛、厥逆头痛、痰厥头痛、气厥头痛、湿厥头痛、热厥头痛、真头痛、醉后头痛之分，治法仍不外乎寒热两门，分之清则立见其效也。

内外恶寒者，追风汤：

川芎三钱　附子二钱　羌活三钱　当归三钱　防风三钱　白芷二钱

内外发热者，清心泻火汤：

柴胡五钱　黄芩三钱　黄连一钱　石膏一两　甘草二钱　泽泻三钱

内寒外热者，麻葛汤：

麻黄二钱　苦杏仁三钱　当归三钱　葛根三钱　滑石八钱　甘草二钱

内热外寒者，芎翘汤：

川芎二钱　羌活二钱　防风三钱　连翘三钱　栀子三钱　黄连一钱

如药力一时不能上达，令病人仰卧，以药滴入鼻内，上吸入脑，立时便愈。左痛滴左，右痛滴右，两边俱痛，则两孔俱滴，或以药末吸入亦效。

---

① 痠：原作“疫”，绍兴裘氏本同，据《灵枢·海论》改。

面

经云：人之十二经脉，三百六十五络，其血气皆上于面而走空窍，其精阳气上走于目而为睛，其别气走于耳而为听，其宗气上出于鼻而为臭，其浊气出于胃，走唇舌而为味。其气之津液皆上薰于面，而皮又厚，其肉坚，故能耐寒暑而不衣①。五脏六腑之有病皆上现于面而分寒热。面黄目青，面黄目赤，面黄目黄②，面黄目白，面黄目黑者，皆不死。面青目赤，面赤目白，面青目黑，面黑目白，面赤目青，皆死也。此相五色之奇脉也③。面上之病，或肿，或生疮疖、痄腮瘄痈，均按其部位分寒热而治之。

寒气凝结、硬而不肿者，麻黄细辛汤：

麻黄二钱　细辛一钱　防风三钱　白芷二钱　当归二钱　川芎一钱

热气红肿者，犀角地黄汤：

犀角二钱　地黄八钱　葛根三钱　羚羊角二钱　黄连一钱　甘草二钱

外红肿，心中恶寒者，表里双解汤：

滑石五钱　生地八钱　甘草二钱　麻黄二钱　苦杏仁三钱　乌梅三钱

外恶寒而内烦燥发热者，补肺清心汤：

防风三钱　白芷二钱　细辛二钱　黄连一钱　连翘三钱　栀子二钱

---

① 人之十二经脉……不衣：语本《灵枢·邪气脏腑病形》。

② 面黄目黄：《素问·五脏生成》无此四字。

③ 面黄目青……奇脉也：语出《素问·五脏生成》。

眼

《大惑论》曰：五脏六腑之精气，皆上注于目而为之精。精之窠为眼，骨之精为瞳子，筋之精为黑眼，血之精为络，其窠气之精为白眼，肌肉之精为约束[①]，裹撷筋骨血气之精而与脉并为系，上属于脑，后出于项中。故邪中于项，因逢其身之虚，其入深，则随眼系以入于脑，入于脑[②]则脑转，脑转则引目系急，目系急则目眩以转矣。邪中其精，其精所中不相比也则精散，精散则视歧，视歧见两物。目者，五脏六腑之精也，营卫魂魄之所常莹[③]，神气之所常生也。故神劳则魂魄散，志意乱。是故瞳子黑眼法于阴，白眼赤脉法于阳也，故阴阳合传而精明也。目者心之使也，心者神之舍也，故神精乱而不转，卒然见非常之处，精神魂魄散不相得，故曰惑也。

五脏六腑之精气皆上注于目。其病也，或因于寒，或伤于热，乃一定之理。杨士瀛[④]、李梴[⑤]所说眼科无寒症，皆一偏之见。张景岳云：眼科一证，古人有五轮八廓七十二证之辨，皆非切当之论，徒资惑乱，不足为凭，但当辩[⑥]其虚实二字足以尽之[⑦]。此语似属切当，然须分十二经之虚实方能合拍，否则终不能著手成春。眼科无寒症，何足为凭耶。

---

① 束：原作“速”，绍兴裘氏本同，据《灵枢·大惑论》改。

② 入于脑：原脱，据《灵枢·大惑论》补。

③ 莹：《灵枢·大惑论》作“营”。

④ 杨士瀛：南宋医学家，字登父，号仁斋。著有《伤寒类书活人总括》《仁斋直指方论》《仁斋小儿方论》《医学真经》《察脉总括》等。

⑤ 李梴：明代医学家，字健斋。撰有《医学入门》一书。

⑥ 辩：通“辨”，辨别、分辨。《周易·履》“君主一辩上下，定民志”，孔颖达疏：“君主法此履卦之象，以分辩上下尊卑”。

⑦ 张景岳云……以尽之：语出《景岳全书·杂证谟》。

内外俱热者，滋阴降火汤：

地黄八钱　白头翁二钱　丹皮三钱　石决明五钱　黄连一钱　山楂三钱

内外俱寒者，麻黄细辛汤：

麻黄二钱　桂枝三钱　苦杏仁二钱　细辛二钱　半夏三钱　防风三钱

外热内寒者，清肺补心汤：

生地八钱　桑白皮三钱　桑叶五钱　远志三钱　麻黄二钱　益母草三钱

外寒内热，补肺清心汤：

白芷三钱　防风三钱　桂枝二钱　菊花三钱　石决明三钱　黄连一钱

内外恶寒发热者，表里双解汤：

细辛二钱　远志三钱　菊花三钱　桑叶三钱　白芷三钱　麻黄一钱　石决明三钱　前胡三钱

鼻

肺开窍于鼻。肺和则鼻知香臭，肺有病则鼻为之不利，重则有鼻渊、鼻痔之病。

有余者，清肺降火汤：

石膏八钱　党参五钱　甘草二钱　丹皮三钱　知母二钱　贝母二钱

脾胃有寒者，加白术；肝肾有寒者，加当归。

不足者，补肺益气汤：

细辛二钱　白芷三钱　防风三钱　干姜一钱　半夏二钱　白术三钱

脾胃有热者，加生地；心肝有热者，加黄芩。

鼻渊者，鼻涕津津不已，又名为脑漏。鼻痔者，鼻中生肉，滞塞鼻窍，又为鼻齆①，除服药清理外，再用外治以除其根。热用冰片、轻粉，寒用细辛、麝香末，以绵裹塞鼻中，其肉自落。

耳

耳为肾之窍，肾经之有余、不足皆能令其病，轻则耳鸣、生疮，重则聋闭不通。阴虚者当补其水，阳虚者当补其火，则病自愈。若为大炮振聋及年老气血衰弱之聋，则当调其虚实而治之，非可计日②而效也。

阴虚者，秋石补血汤：

秋石二钱　磁石一钱，研末　连翘三钱　地黄一两　黄柏二钱　甘草二钱

阳虚者，苁蓉补气汤：

肉苁蓉三钱　破故纸三钱　当归三钱　石菖蒲三钱　远志三钱　五味子一钱

《千金方》治耳聋久不效，用大蒜一瓣，中剜一孔，以巴豆一粒去皮膜，火炮极热，入蒜内，用新棉包定，塞耳中，三次而愈，此治阳虚则可，阴虚则非徒无益而有害焉。方书多半不分阴阳，以致有效、有不效。《千金》尚如此，何论其它？余反其意曰：以冰片、磁石塞耳内，可治阴虚之耳聋。

---

① 齆（wèng 瓮）：因鼻孔堵塞而发音不清。

② 计日：形容短暂。

口　舌

《金匮真言论》曰：中央黄色，入通于脾，开窍于口，藏精于脾，故病在舌本。舌和则知五味。

口舌生疮宜分寒热，即明系火症，他经有寒者，则当加以温药，不可悉用凉药。舌肿，热用冰片敷之，寒则刺出其血即愈。如舌卷囊缩，乃不治之症也。舌为心之苗，关系甚重，若以之识五脏六腑之症则不确。查《内经》并无看舌苔之明文，后人以舌苔白者为寒，红者为热。每见大热症，而苔亦有白者。现在时医专看舌苔，能无错误？舌为心之苗，以之认心经之寒热则可，以之认别经之寒热则不可也。

内外俱热者，加味白虎汤：

石膏八钱　生地八钱　甘草二钱　知母三钱　连翘三钱　栀子二钱

内外俱寒者，大青龙汤：

麻黄二钱　细辛一钱　桂枝三钱　石膏五钱　半夏三钱　干姜一钱

外热内寒者，补心清胃汤：

天花粉五钱　丹皮三钱　甘草二钱　远志三钱　乳香二钱　没药二钱

外寒内热者，补肺益心汤：

荆芥三钱　半夏三钱　白芷三钱　黄芩三钱　栀子二钱　连翘三钱

内外恶寒发热者，表里双解汤：

苦参三钱　乳香二钱　丹皮三钱　黄芪五钱　黄连一钱　没药二钱　天花粉三钱　赤石脂三钱

咽　喉

咽喉者，水谷之道，气之所以上下者也。其病也，顷刻可以伤命。古人以喉痹有十八证之辨，均指为相火。后人亦有识其有寒证者，或迟疑而不敢用，或用之而病家惑于相火之说而不敢服，误人性命者多矣。患此症者，或失音不能言，或肿痛闭塞而不能进饮食，皆属危症。用轻缓之药，虽对症亦不济事，须用性味俱重之药，方可转危为安。药力之猛以大黄、巴豆、冰片、麻黄为最，善用之可以定乱于顷刻。医者将此四药各研细末，带在身边，遇有喉症，肺胃寒者用巴豆，肝心寒者用麻黄，肺胃热者用冰片，肝心热者用大黄，心肝寒、肺胃热者用麻黄、冰片，心肝热、肺胃寒者用巴豆、大黄，以药吹入喉内，吐出痰涎，立时即解，然后再用汤药以善其后。昔孙兆①治潘元从急喉，以药半钱吹入喉中，少顷吐出脓血而愈。潘谢以百金，求其方以济世。孙云：猪牙皂角、白矾、黄连等分，瓦上焙干为末耳。既授以方，不受所赠。此药性味与大黄、巴豆同，故能立效。若外热内寒之症，下咽则立毙矣，用药可不慎哉。耳鼻之症，认清寒热，以此药吹入亦愈也。

内外俱热者，清凉散：

黄连一钱　栀子三钱　连翘三钱　生地八钱　丹皮三钱　甘草二钱

内外俱寒者，去风汤：

防风三钱　薄荷三钱　当归二钱　细辛一钱　川芎二钱　苏叶二钱

---

① 孙兆：北宋医家，著有《伤寒方》《伤寒脉诀》等书，对林亿等校注的《黄帝内经素问》重新修订，更名为《重广补注黄帝内经素问》。

外热内寒者，清肺补心汤：

丹皮三钱　滑石五钱　甘草二钱　当归三钱　远志二钱　橘皮二钱

外寒内热者，清心补肺汤：

川芎二钱　防风三钱　半夏三钱　牛蒡子三钱　马勃二钱　连翘二钱

内外恶寒发热者，表里双解汤：

黄连一钱　丹皮三钱　半夏三钱　何首乌三钱　栀子二钱　生地五钱　桂枝三钱　厚朴二钱

牙　齿

齿者，骨之余。《上古天真论》曰：女子七岁，肾气盛，齿更发长。三七，肾气平均，故真牙生而长极。丈夫八岁，肾气实，发长齿更。三八，肾气平均，筋骨劲强，故真牙生而长极。五八，肾气衰，发堕齿槁。八八，则齿发去矣。是牙齿之坚固不坚固，关乎肾气之盛衰。而手阳明之脉，从缺盆上贯颈颊，入下齿中，动则病齿痛、颈肿。足阳明之脉，下循鼻外，上入齿中。齿虽肾之余，然关乎胃与大肠。胃与大肠之寒热，皆能令齿病。又加小儿喜食甘甜之物，土壮则克水，故能令齿病。又甘甜湿热化生牙虫，以蚀牙根而牙亦痛。治此者，以杀虫为主。杀虫之方甚多，而效者甚少，以不分寒热故耳。南方有挑牙虫者，有挑之而永远不发者，有挑之而仍发者，大约不戒甘甜，则仍发耳。

内外俱热者，清心凉膈汤：

石膏一两　生地一两　黄柏三钱　知母三钱　秋石五分　甘草二钱

内外俱寒者，附子理中汤：

附子三钱　桂枝三钱　当归二钱　细辛一钱　乌梅二钱　肉苁蓉二钱

外热内寒者，清胃补肝汤：

滑石八钱　生地八钱　丹皮三钱　苦杏仁三钱　五味子五分　旋覆花二钱

外寒内热者，补胃泻肝汤：

荜茇二钱　细辛一钱　防风三钱　连翘三钱　苦参三钱　牡蛎八钱

内外恶寒发热者，内外两解汤：

桂枝三钱　黄芪五钱　续断二钱　破故纸三钱　槟榔三钱　泽泻三钱　地骨皮二钱　羚片角三钱

齿病涂擦方

寒重者，香椒散：

香附子二钱　川椒一钱　破故纸五钱　荜茇一钱　乳香一钱　没药一钱　细辛一钱　麻黄一钱　盐一钱

共研为末，每日擦之，病除而止。

热重者，清胃散：

生石膏一两　盐一钱

研末擦之。

外热内寒者，清胃补肾散：

生石膏一两　天花粉五钱　破故纸五钱　阳起石五钱

共研细末擦之。

外寒内热者，温胃清肾散：

赤石脂五钱　白芷三钱　胡椒二钱　牡蛎五钱　桑螵蛸五钱　白矾二钱

共研细末擦之。

以上擦牙各药，病好即止。

心

经云：心有小大、高下、坚脆、端正、偏倾之别。赤色小理者心小，粗理者心大，无髑骬者心高，髑骬小短举者心下，髑骬长者心坚，髑骬弱小而薄者心脆，髑骬直下不举者心端正，髑骬倚一方者心偏倾也。心小则易伤以忧；心大则忧不能伤；心高则满于肺中，悗而善忘，难开以言；心下则易伤于寒，易恐以言；心坚则脏安守固；心脆则善病消瘅、热中；心端正则和利难伤；心偏倾则操持不一，无守司也①。

心实则胸中痛，胁支满，胁下痛，膺背肩甲间痛，两臂内痛；心虚则胸腹大，胁下与腰背相引而痛②。

心应脉，皮厚者脉厚，脉厚者小肠厚；皮薄者脉薄，脉薄者小肠薄；皮缓者脉缓，脉缓者小肠大而长；皮薄而脉冲小者，小肠小而短。诸阳经脉皆多行屈者，小肠结③。

心脉急甚者为瘛疭；微急为心痛引背，食不下；缓甚为狂笑；微缓为伏梁，在心下，上下行，时唾血；大甚为喉吤；微大为心痹引背，善泪出；小甚为善哕；微小为消瘅；滑甚为善渴；微滑为心疝引脐，小肠鸣；涩甚为瘖；微涩为血溢，维厥，

---

① 赤色小理者心小……无守司也：语出《灵枢·本脏》。

② 心实……相引而痛：语出《素问·脏气法时论》。实，《素问·脏气法时论》作“病”；甲，原作“脾”，绍兴裘氏本同，据《素问·脏气法时论》改。

③ 心应脉……小肠结：语出《灵枢·本脏》。行，《灵枢·本脏》作“纡”。

耳鸣，癫疾①。

有余者，三黄汤：

黄连二钱　黄芩三钱　黄柏三钱

不足者，补气汤：

远志三钱　当归三钱　厚朴二钱

脾

脾有小大、高下、坚脆、端正、偏倾之别。黄色小理者脾小，粗理者脾大，揭唇者脾高，唇下纵者脾下，唇坚者脾坚，唇大而不坚者脾脆，唇上下好者脾端正，唇偏举者脾偏倾也。脾小则脏安，难伤于邪也；脾大则苦凑眇而痛，不能疾行；脾高则眇引季胁而痛；脾下则下加于大肠，下加于大肠则脏苦受邪；脾坚则脏安难伤；脾脆则善病消瘅易伤；脾端正则和利难伤；脾偏倾则善满善胀也②。

脾气虚则四肢不用，五脏不安；实则腹胀泾溲不利③。

脾应肉，肉䐃坚大者胃厚，肉䐃么者胃薄，肉䐃小而么者胃不坚，肉䐃不称身者胃下，胃下者下脘约不利，肉䐃不坚者胃缓，肉䐃无小里累者胃急，肉䐃多少里累者胃结，胃结者上脘约不利也④。

脾脉急甚为瘈疭；微急为膈中，食饮入而还出，后沃沫；缓甚为痿厥；微缓为风痿，四肢不用，心慧然若无病；大甚为

① 心脉急甚……癫疾：语出《灵枢·邪气脏腑病形》。喉吤，喉中如有介蒂类异物所阻的症状；维厥，四肢厥逆。

② 黄色小理……善胀也：语出《灵枢·本脏》。

③ 脾气虚……不利：语出《灵枢·本神》。

④ 脾应肉……不利也：语出《灵枢·本脏》。么，细小；脘，《灵枢·本脏》作“管”。

击仆；微大为疝气，腹里大脓血，在肠胃之外；小甚为寒热；微小为消瘅；滑甚为㿗；微滑为虫毒蛕蝎腹热；涩甚为肠㿉；微涩为内㿉，多下脓血①。

有余者，清胃汤：

滑石一两　甘草二钱

不足者，补脾饮：

黄芪五钱　白术五钱

肝

肝有小大、高下、坚脆、端正、偏倾之别。青色小理者肝小，粗理者肝大，广胸反骹者肝高，合胁兔骹者肝下，胸胁好者肝坚，胁骨弱者肝脆，膺腹好相得者肝端正，胁骨偏举者肝偏倾也。肝小则脏安，无胁下之痛；肝大则逼胃迫咽，迫咽则苦膈中，且胁下痛；肝高则上支贲，切胁悗为息贲；肝下则逼胃，胁下空，胁下空则易受邪；肝坚则脏安难伤；肝脆则喜病消瘅易伤；肝端正则和利难伤；肝偏倾则胁下痛也②。

肝实则两胁下痛引小腹，善怒；虚则目䀮䀮无所见，耳无所闻，善恐如人将捕之③。

肝应爪，爪厚色黄者胆厚，爪薄色红者胆薄，爪坚色青者胆急，爪濡色赤者胆缓，爪直色白无约者胆直，爪恶色黑多纹

---

① 脾脉急……下脓血：语出《灵枢·邪气脏腑病形》。疝气，《灵枢·邪气脏腑病形》作“瘖气”。

② 青色小理……胁下痛也：语出《灵枢·本脏》。无胁下之痛，《灵枢·本脏》作“无胁下之病”。

③ 肝实……将捕之：语出《素问·脏气法时论》。实，《素问·脏气法时论》作“病”。

者胆结也[1]。

肝脉急甚者为恶言；微急为肥气，在胁下若覆杯；缓甚为善呕；微缓为水瘕痹也；大甚为内痈，善呕衄；微大为肝痹阴缩，咳引小腹；小甚为多饮；微小为消瘅；滑甚为㿗疝；微滑为遗溺；涩甚为溢饮；微涩为瘈挛筋痹[2]。

有余者，清肝饮：

山楂五钱　黄连二钱　秋石五分

不足者，温胆汤：

五味子一钱　附片三钱　当归三钱　干姜二钱

肺

肺有小大、高下、坚脆、端正、偏倾之别。白色小理者肺小，粗理者肺大，巨肩反膺陷喉者肺高，合腋张胁者肺下，好肩背厚者肺坚，肩背薄者肺脆，背膺厚者肺端正，胁偏疏者肺偏倾也。肺小则少饮，不病喘喝；肺大则多饮，善病胸痹、喉痹，逆气；肺高则上气、肩息咳；肺下则居贲迫肺，善胁下痛；肺坚则不病咳上气；肺脆则苦病消瘅易伤；肺端正则和利难伤；肺偏倾则胸偏痛也[3]。

肺气虚则鼻息不利少气，实则喘喝凭胸仰息[4]。

肺应皮，皮厚者大肠厚；皮薄者大肠薄；皮缓腹里大者，

① 肝应爪……胆结也：语出《灵枢·本脏》。约，《灵枢·本脏》作“纹”。

② 肝脉急……筋痹：语出《灵枢·邪气脏腑病形》。

③ 白色小理……偏痛也：语出《灵枢·本脏》。肩息，原作“息肩”，绍兴裘氏本同，据《灵枢·本脏》乙转。肩息，形容抬肩以助呼吸的体态。

④ 肺气虚……仰息：语出《灵枢·本神》。凭胸，《灵枢·本神》作“胸盈”。

大肠大而长；皮急者大肠急而短；皮滑者大肠直；皮肉不相离者大肠结①。

肺脉急甚为癫疾；微急为肺寒热，怠惰，咳唾血，引腰背胸，若鼻息肉不通；缓甚为多汗；微缓为鼠瘘，偏风，头以下汗出不可止；大甚为胫肿；微大为肺痹引胸背，起恶日光；小甚为泄；微小为消瘅；滑甚为息贲上气；微滑为上下出血；涩甚为呕血；微涩为鼠瘘，在颈支腋之间，下不胜其上，其应善酸矣②。

有余者，清肺汤：

石膏二两　生地一两　甘草四钱

不足者，益气饮：

干姜二钱　白芷三钱　白术三钱

肾

肾有小大、高下、坚脆、端正、偏倾之别。黑色小理者肾小，粗理者肾大，高耳者肾高，耳后陷者肾下，耳坚者肾坚，耳薄不坚者肾脆，耳好前居牙车者肾端正，耳偏高者肾偏倾。肾小则脏安难伤也；肾大则善病腰痛，不可以俯仰，易伤以邪；肾高则苦背膂痛，不可俯仰；肾下则腰尻痛，不可俯仰，为狐疝；肾坚则不病腰背痛；肾脆则苦病消瘅易伤；肾端正则和利难伤；肾偏倾则苦腰尻痛也③。

---

① 肺应皮……大肠结：语出《灵枢·本脏》。

② 肺脉急……善酸矣：语出《灵枢·邪气脏腑病形》。鼠瘘，《灵枢·邪气脏腑病形》作“瘘瘘”。

③ 黑色小理者……尻痛也：语出《灵枢·本脏》。苦，《灵枢·本脏》作“善”。

肾实则腹大，胫肿，喘咳，身重，寝汗出，憎风；虚则胸中病，大腹、小腹痛，清厥意不乐①。

肾应骨，密理厚皮者，三焦、膀胱厚；粗理薄皮者，三焦、膀胱薄；疏腠理者，三焦、膀胱缓；皮急而无毫毛者，三焦、膀胱急；毫毛美而粗者，三焦、膀胱直；稀毫毛者，三焦、膀胱结也②。

肾脉急甚为骨癫疾；微急为沉厥，奔豚，足不收，不得前后；缓甚为折脊；微缓为洞，洞者食不化，下嗌还出；大甚为阴痿；微大为石水，起脐以下至小腹腄腄然，上至胃脘，死不治；小甚为洞泄；微小为消瘅；滑甚为癃㿗；微滑为骨痿，坐不能起，起则目无所见；涩甚为大痈；微涩为不月，沉痔③。

有余者，滋肾汤：

地黄八钱　羚羊角二钱　秋石五分　淫羊藿三钱　丹皮三钱　知母三钱

不足者，补肾汤：

肉苁蓉三钱　附子二钱　阳起石三钱　远志三钱　鹿角霜三钱　五味子五分

经云：五脏皆小者，苦焦心，多愁忧；五脏皆大者，缓于事，难使以忧。五脏皆高者，好高举措；五脏皆下者，好出人下。五脏皆坚者，无病；五脏皆脆者，不离于病。五脏皆端正

---

① 肾实……不乐：语出《素问·脏气法时论》。实，《素问·脏气法时论》作“病”；病，《素问·脏气法时论》作“痛”。

② 肾应骨……膀胱结也：语出《灵枢·本脏》。

③ 肾脉急……沉痔：语出《灵枢·邪气脏腑病形》。不月，月经不来，引申为月经不调。沉痔，即内痔。

者，和利得人心；五脏皆偏倾者，邪心而善盗，不可以为人也①。

胸

胸腹者，脏腑之郭②也，人之呼吸所经，饮食所过。一有失节，则生疾病，满而不痛者为痞，满而痛者为结胸。

仲景曰：伤寒病发于阳而反下之，热入因作结胸；病发于阴而反下之，因作痞。所以成结胸者，以下之太早故也③。

愚谓结胸一症，亦须分十二经之寒热方可无误，岂因本有内热而下之太早，遂成结胸耶？此乃不当下而下之耳。

内外俱热者，陷胸汤：

大黄三钱　芒硝二钱　葶苈子三钱　杏仁三钱　甘遂五分　白蜜二钱

内外俱寒者，姜附汤：

干姜二钱　附子三钱　桂枝三钱　厚朴二钱　陈皮三钱　巴豆霜三分

心肝热、肺胃寒者，半夏泻心汤：

半夏三钱　干姜二钱　甘草二钱　大黄二钱　黄连二钱　黄芩三钱

肺胃热、胸中寒者，麻杏石甘汤：

麻黄三钱　苦杏仁五钱　石膏一两　甘草二钱

---

① 五脏皆小……以为人也：语出《灵枢·本脏》。也，《灵枢·本脏》作“平”。

② 郭：通“廓”，指外部、外周。《后汉书·董卓传》：“又钱无轮郭文章，不便人用。”

③ 病发于阳……太早故也：语出《伤寒论》131条。

内外恶寒发热者，阴阳双解汤。所谓内外有寒热，乃身热如炭而又见风怕冷，心中则忽寒忽热，此乃腑寒脏热，表里皆病之症，故宜双解：

大黄二钱　石膏八钱　泽泻三钱　芒硝二钱　厚朴三钱　桂枝三钱　白术三钱　附子二钱

乳

乳为肾之根本，妇人所尤重也。前人治乳，多半以清凉为主，一遇结核奶岩之症，无不束手。

林屋山人①云：红者为痈，白者为疽。乳岩初起之时不痛不痒，二三年后，愈长愈大，渐渐肿痛，臭烂孔深。亦有初起色白，坚硬一块作痛，此系阴疽，最为险恶，此由哀哭忧愁、患难惊恐所致，治宜阳和汤。此论实为治痈疽之要诀，惟不知十二经之寒热，用药尚未能丝丝入扣耳。

红肿者，清凉散：

连翘五钱　金银花五钱　栀子三钱　泽泻三钱　滑石六钱　甘草二钱

色白坚硬者，阳和汤：

麻黄二钱　地黄五钱　甘草一钱　肉桂一钱　鹿角胶三钱　白芥子二钱　炮姜炭五分

外寒内热者，补脾清肝饮：

半夏三钱　黄芪五钱　荆芥三钱　连翘三钱　栀子三钱　龙胆草二钱

---

① 林屋山人：王维德，清代外科学家，字洪绪，别号林屋散人、林屋山人，著有《外科证治全生集》。

外热内寒者，护心清肺汤：

乳香二钱　没药二钱　当归三钱　丹皮三钱　天花粉三钱　绿豆粉八钱

内外恶寒发热者，双解饮：

乳香二钱　没药二钱　荆芥三钱　乌梅二钱　黄连一钱　黄柏三钱　丹皮三钱　白矾五分

胁

肝胆之脉布胁肋。经云：肝病者，两胁下痛引少腹，令人善怒[①]。肝有邪，其气流于两胁[②]。

肝雍，两胠满，卧则惊，不得小便[③]。

伤寒三日，少阳受之，少阳主胆，其脉循胁络于耳，故胸胁痛而耳聋[④]。

肝热病者，热争则狂言及惊，胁满痛，手足躁，不得安卧[⑤]。

寒气客于厥阴之脉，则血泣脉急，故胁肋与少腹相引痛矣[⑥]。

风寒客于人，弗治则病入舍肺，弗治即传而行之肝，名曰

---

① 肝病者……善怒：语出《素问·脏气法时论》。

② 肝有邪……两胁：语出《灵枢·邪客》。胁，《灵枢·邪客》作“腋”。

③ 肝雍……不得小便：语出《素问·大奇论》。雍，通“痈”，一种恶疮。《素问·大奇论》“肺之雍，喘而两胠满”。林亿等新校正：“详肺雍、肝雍、肾雍，甲乙经俱作痈”。

④ 伤寒三日……耳聋：语出《素问·热论》。

⑤ 肝热病者……不得安卧：语出《素问·刺热》。

⑥ 寒气……引痛矣：语出《素问·举痛论》。

肝痹，胁痛出食①。

少阳之厥，暴聋颊肿而热，胁痛，胻不可以运②。

有病胸胁支满者，妨于食，病至则先闻腥臊臭，出清液，先唾血，四肢清，目眩，时时前后血，病名曰血枯。此得之年少时，有所大脱血，若醉入房中，气竭肝伤，故月事衰少不来也，治以乌贼鱼骨丸③。

岁厥阴在泉，风淫所胜，民病心痛支满，两胁里急，饮食不下。岁阳明在泉，燥淫所胜，民病心胁痛不能反侧。厥阴司天，民病胃脘当心而痛，上肢两胁，膈咽不通，饮食不下。少阴司天，热淫所胜，民病胸中烦热，右胠满。阳明司天，民病左胠胁痛，心胁暴痛，不可反侧。厥阴之胜，胃脘当心而痛，上肢两胁。太阴之胜，病在胠胁。阳明之胜，清发于中，左胠胁痛。阳明之复，清气大来，病生胠胁，气归于左④。

热盛者，左金丸：

黄连八钱　吴茱萸一钱　山楂三钱　秋石二钱

共研细末，蜜和为丸，每服一钱。

寒盛者，乌梅丸：

乌梅一两　当归五钱　乌贼鱼骨一两　天南星三钱

共研为末，和丸，每服一钱。

胁痛一症，肝胆二经为最多，故立二方，以治本经。如脉象连及他经，则随经加药以治。若房劳过度，肝肾俱病，则当

---

① 风寒……出食：语出《素问·玉机真脏论》。

② 少阳……不可以运：语出《素问·厥论》。

③ 有病胸胁……乌贼鱼骨丸：语出《素问·腹中论》。

④ 岁厥阴……归于左：语本《素问·至真要大论》。来，《素问·至真要大论》作“举”。

求其虚实而治之。大匠能与人规矩，不能使人巧，神而明之，存乎其人也。

腰

腰者肾之府，转摇不能，肾将惫矣。肾脉搏坚而长，其色黄而赤者，当病折腰。

足太阳腰痛，令人引项脊尻背如重状，痛引肩，目𥆧𥆧然，时遗溲，痛如引带，常如折腰状，善恐甚则悲。

热甚者，清火汤：

牡蛎一两　黄柏二钱　牛膝三钱　石斛三钱　知母二钱　甘草二钱

寒甚者，补气汤：

破故纸三钱　肉苁蓉二钱　续断二钱　核桃仁四钱　干姜一钱　黄芪三钱

少阳腰痛，令人如以针刺其皮中，循循①然如不可以俯仰，不可以顾，不可以咳，咳则筋缩急。

热甚者，龙胆泻肝汤：

龙胆草三钱　山楂三钱　泽泻三钱　秋石五分　秦艽三钱　甘草二钱

寒甚者，温胆汤：

乌梅三钱　杜仲三钱　五加皮三钱　破故纸三钱　核桃肉五钱　干姜一钱

阳明腰痛，令人不可以顾，顾如有见者，善悲，令人腰

① 循循：渐渐之意。

痛[1]而热，而生烦，腰下如有横木居其中，甚则遗泄[2]。

热甚者，加味白虎汤：

石膏一两　甘草二钱　黄柏三钱　知母三钱　生地八钱　麦冬二钱

寒甚者，温胃汤：

黄芪三钱　砂仁一钱　豆蔻一钱　陈皮三钱　当归三钱　川芎二钱

少阴腰痛，令人痛引脊内廉，目䀮䀮然，甚则反折，舌卷不能言。

热甚者，玉女煎：

石膏一两　麦冬三钱　牡蛎二两　生地一两　知母五钱　党参三钱

寒盛者，补肾汤：

肉苁蓉五钱　五加皮三钱　干姜一钱　附子三钱　杜仲五钱　白术二钱

厥阴腰痛，令人腰中如张弓弩弦，其病令人善言，默默然不慧，不可以俯仰。

热甚者，泻肝汤：

山楂三钱　黄连一钱　泽泻三钱　黄芩二钱　秋石五分　青果二个

寒甚者，温胆汤：

木瓜三钱　五味子五分　远志三钱　附子三钱　黄芪三钱　干姜一钱

太阴腰痛，令人痛引少腹控眇，不可以仰息。

---

① 令人腰痛：《素问·刺腰痛》作“散脉令人腰痛”。

② 泄：《素问·刺腰痛》作“溲”。

热甚者，清肺汤：

丹皮三钱　滑石八钱　甘草二钱　生地八钱　石斛三钱　桑白皮三钱

寒甚者，补脾饮：

桂枝三钱　黄芪五钱　破故纸三钱　干姜一钱　白术三钱　核桃肉五钱

此就六经腰痛，分寒热以立方。若有兼症，当凭脉以分其阴阳，不可以呆方①治病也。

腹

《举痛论》帝曰：愿闻人之五脏卒痛，何气使然？岐伯曰：经脉流行不止，环周不休，寒气入经而稽迟，泣而不行，客于脉外则血少，客于脉中则气不通，故卒然而痛。帝曰：其痛或卒然而止者，或痛甚不休者，或痛甚不可按者，或按之而痛止者，或按之无益者，或喘动应手者，或心与背相引而痛者，或胁肋与少腹相引而痛者，或腹痛引阴股者，或痛宿昔而成积者，或卒然痛死不知人少间复生者，或痛而呕者，或腹痛而后泄者，或痛而闭不通者，凡此诸痛，各不同形，别之奈何？

岐伯曰：寒气客于脉外则脉寒，脉寒则缩绻，缩绻则脉绌急，绌急则外引小络，故卒然而痛，得炅则立止。因重中于寒，则痛久矣。寒气客于经脉之中，与炅气相薄则脉满，满则痛而不可按也。寒气稽留，炅②气从上，则脉充大而血气乱，故痛甚不可按也。寒气客于肠胃之间，膜原之下，血不得散，小络急引故

① 呆方：拘泥于方剂，不对证灵活化裁。
② 炅（jiǒng 炯）：热。

痛，按之则血气散，故按之痛止。寒气客于挟脊之脉，则深按之不能及，故按之无益也。寒气客于冲脉，冲脉起于关元，随腹直上，寒气客则脉不通，脉不通则气因之，故喘动应手矣。寒气客于背俞之脉则脉泣，脉泣则血虚，血虚则痛，其俞注于心，故相引而痛，按之则热气至，热气至则痛止矣。寒气客于厥阴之脉，厥阴之脉者，络阴器[①]系于肝，寒气客于脉中则血泣脉急，故胁肋与少腹相引痛矣。厥气客于阴股，寒气上及少腹，血泣在下相引，故腹痛引阴股。寒气客于小肠膜原之间，络血之中，血泣不得注于大经，血气稽留不得行，故宿昔而成积矣。寒气客于五脏，厥逆上泄，阴气竭，阳气未入，故卒然痛死不知人，气复反则生矣。寒气客于肠胃，厥逆上出，故痛而呕也。寒气客于小肠，小肠不得成聚，故后泄[②]腹痛矣。热气留于小肠，肠中痛，瘅热焦渴则坚干不得出，故痛而闭不通矣。

寒痛者，温中姜附汤：

干姜二钱　附子三钱　白术三钱　桂枝三钱　厚朴二钱　五味子一钱

热痛者，清火芩芍汤：

黄芩三钱　枳实二钱　泽泻三钱　芍药三钱　槟榔二钱　猪苓三钱

手

四肢为诸阳之本，阳盛则热，阳虚则寒。经云：掌中热者，腹中热。掌中寒者，腹中寒[③]。太过、不及均令人病。

---

① 器：原作“气”，绍兴裘氏本同，据《素问·举痛论》改。
② 泄：原脱，绍兴裘氏本同，据《素问·举痛论》补。
③ 掌中热……腹中寒：语出《灵枢·论疾诊尺》。

中风之症，必先从手指麻木起，初觉之时，即按其虚实而调理之，便不致大病，所谓治未病也。若俟[①]其病发而治之，十无一愈。即有愈者，亦属带疾延年。余曾治一手指麻木之症，用玉女煎。旁一友人亦明医者诧曰：指麻乃中风之渐，而桂枝、防风等去风之药一味不用，不解何意？余曰：此系风热，非风寒也。若用温药，是速其病也。病者曰：余服桂枝，则麻更甚，向来体气喜冷恶热。遂服玉女煎而愈。中风一症，古来医家悉以为风，初起之时未常不可治，而所用之药，无非温热，不治尚可，治则更甚。手指虽非心腹之疾，所关甚大，其可忽哉？

热盛者，清心凉膈散：

黄连二钱　黄芩二钱　甘草二钱　石膏八钱　生地八钱　桑枝二两

寒盛者，桂附补气汤：

桂枝五钱　附子三钱　白术三钱　夜交藤五钱　五加皮三钱　木瓜三钱

有兼症者另行加减。

足

足为一身之主，足有病则不能行。经云：久走伤筋，久立伤骨[②]。足之病不外乎肝肾两经，以筋属肝，骨属肾也。经云：湿热不攘，大筋緛短，小筋弛长，緛短为拘，弛长为痿[③]。所谓緛短者，大筋受热则缩而短，故拘挛而不伸。所谓弛长者，小筋受湿而引长，故痿弱而无力。是筋之寒热偏盛皆为足之病，

---

① 俟（sì四）：等待。
② 久走……伤骨：语出《素问·宣明五气》。
③ 湿热不攘……弛长为痿：语出《素问·生气通天论》。

后人名之曰脚气是也。

受热者，枳实清火汤：

枳实三钱　大黄二钱　牡蛎二两　山楂三钱　羚羊角二钱　泽泻三钱

受寒者，木瓜去湿汤：

木瓜八钱　当归二钱　何首乌三钱　川椒一钱　附子二钱　干姜一钱

筋热骨寒者，补肾凉肝汤：

破故纸五钱　核桃肉五钱　附子一钱　黄柏三钱　山楂三钱　牛膝三钱

筋寒骨热者，温肝清肾汤：

木瓜五钱　五味子一钱　牡蛎二两　秋石五分

疝

经云：小腹痛，不得大小便，病名曰疝，得之寒①。疝者，寒气结聚之所为也。疝者，睾丸连小腹急痛也。又云：肝脉滑甚为㿗疝，心脉微滑为心疝，肾脉滑甚为癃㿗②。滑为阳气盛，微有热，已指明疝有寒热，当分阴阳而治。

寒疝，宜用乌头桂枝汤：

乌头五钱　干姜二钱　吴茱萸二钱　桂枝三钱　胡椒二钱　巴豆霜三分

热疝，宜用龙胆泻肝汤：

---

①　小腹……得之寒：语本《素问·长刺节论》。小腹：《素问·长刺节论》作“少腹”。

②　肝脉滑……为癃㿗：语出《灵枢·邪气脏腑病形》。肾脉，原作“肾肝”，绍兴裘氏本同，据《灵枢·邪气脏腑病形》改。

龙胆草三钱　泽泻三钱　车前子三钱　柴胡三钱　地黄八钱　甘草二钱

外热内寒者，归芍汤：

当归三钱　厚朴三钱　木瓜三钱　芍药三钱　滑石八钱　甘草二钱

外寒内热者，泻心汤：

半夏三钱　干姜二钱　白术三钱　连翘三钱　知母三钱　黄柏三钱

内外恶寒发热者，宜阴阳双解汤：

麻黄二钱　丁香二钱　木通三钱　猪苓三钱　陈皮三钱　茴香二钱　车前子三钱　泽泻三钱

淋浊

淋之为病，小便痛涩滴沥，欲去不去，欲止不止者是也。浊则下凝如膏糊，或如米泔，或如粉糊，或如赤脓者是也。经云：思想无穷，所愿不得，意淫于外，入房太甚，宗筋弛纵，发为筋痿，及为白淫[①]。白淫即淋浊也。

阳虚者，姜附汤：

干姜二钱　附子三钱　白术三钱　当归三钱　麻黄二钱　木瓜三钱

阴虚者，导赤散：

生地八钱　泽泻三钱　车前子三钱　栀子三钱　黄芩三钱　甘草二钱

肝热胃寒者，附子泻心汤：

---

① 思想无穷……白淫：语出《素问·痿论》。

附子二钱　干姜二钱　防风三钱　大黄二钱　黄芩三钱　黄柏三钱

心寒肺热者，麻黄薏苡汤：

麻黄二钱　薏苡一两　苦杏仁五钱　甘草二钱

遗　精

遗精一症，有有梦而遗者，有无梦而遗者。有梦而遗者，乃少年多欲之人，或心有妄思，或外有妄遇，以致君火摇于上，相火炽于下，则水不能藏而精随以泄，是火旺也。无梦而遗者，乃阳虚不固，思虑劳倦，精满而溢，是水旺也。

人之体气，阴阳和平者无病，一有偏盛即病。旦旦[①]而伐之，故患水亏火旺之症。久节房事而服滋阴补血之药，则水盛火衰而患阳亏之矣。此乃阴阳之大道，知之则强，不知则弱也。

有梦而遗者，清心降火汤：

地黄一两　知母三钱　黄柏三钱　天冬二钱　麦冬三钱　秋石五分

无梦而遗者，扶阳补气汤：

破故纸五钱　核桃肉五钱　龙骨三钱　附子三钱　肉苁蓉三钱　五味子一钱

外热内寒而遗者，清肺补心汤：

党参五钱　石斛三钱　丹皮三钱　远志三钱　陈皮三钱　荔枝肉三钱

外寒内热而遗者，补肺益心汤：

黄芪三钱　白术三钱　白芷三钱　牡蛎二两　知母三钱　黄柏

① 旦旦：天天。

三钱

腑寒脏热、表里皆亏者，十全大补汤：

附子二钱　党参五钱　高丽参三钱　肉苁蓉二钱　肉桂二钱　术三钱　丹参三钱　鹿角胶二钱　知母三钱　贝母二钱　龟胶二钱　鳖胶二钱

阳痿

经云：足厥阴之筋病，阴器不用，伤于内则不起，伤于寒则阴缩入，伤于热则纵挺不收①。是阳痿，亦宜分寒热而治，不可以阳痿为命门火衰而专用温补也。

阳虚者，温肾补气丸：

肉苁蓉二两　巴戟天四两　龙骨三两　破故纸二两　五味子二两　阳起石二两　附子二两　干姜二两　远志四两

共和为丸，每服三钱，淡盐汤下。

阴虚者，还少丹：

地黄四两　枸杞二两　淫羊藿四两　山药二两　牛膝二两　泽泻二两　黄柏三两　知母二两　秋石一两

共和为丸。

肾虚肺热者，补肾润肺丸：

党参四两　丹皮四两　桑白皮二两　淫羊藿四两　远志三两　肉苁蓉三两　阳起石二两　鹿角胶二两　乌贼鱼骨二两

共和为丸。

肺寒肾热者，补肺滋肾丸：

巴戟天四两　蛇床子二两　五加皮二两　川芎二两　羚羊角二

① 阴器不用……不收：语出《灵枢·经筋》。

两　地骨皮二两　龟板胶二两　鳖甲胶二两

共和为丸。

内外忽寒忽热，脏腑皆病者，十全大补丸：

黄芪四两　破故纸二两　桑螵蛸二两　续断三两　党参四两　山药四两　海螵蛸三两　丹参三两　乌梅二两　山楂二两　何首乌三两　元参三两

共和为丸。

小　便

热结膀胱不通者，清心饮：

猪苓三钱　茯苓三钱　泽泻三钱　滑石五钱　甘草二钱　黄芩三钱

寒气凝结癃闭者，补气汤：

陈皮五钱　远志三钱　五味子一钱　附子三钱　桂枝三钱　白术三钱

小便遗尿者，尿出不自知也。

阳虚者，补气汤：

肉苁蓉三钱　当归二钱　菟丝子二钱　蛇床子二钱　巴戟天三钱　乌药二钱

阴虚者，知柏地黄汤：

地黄八钱　泽泻二钱　丹皮三钱　知母二钱　黄柏二钱　山茱萸三钱

外热内寒者，润肺补肾汤：

桑白皮三钱　滑石五钱　甘草二钱　桃仁三钱　当归二钱　阳起石五钱

外寒内热者，补肺滋肾汤：

丁香二钱　吴茱萸三钱　五加皮三钱　苦参三钱　木通二钱　蚯蚓一钱

内外恶寒发热者，表里双解汤：

桂枝三钱　防风三钱　远志三钱　破故纸三钱　葶苈三钱　滑石五钱　知母三钱　桑螵蛸三钱

肾囊湿痒，阴肿等症，除按脉之寒热服药外，另用洗药：

阳虚者，干姜、蛇床子。煎汤洗。

阴虚者，白矾、甘草。煎汤洗。

泄　泻

经云：虚邪之中人也，留而不去，传舍于肠胃，多寒则肠鸣、飧泄、食不化，多热则溏出糜[①]。是言寒热也。胃中热，肠中寒，是言上实下虚也；胃中寒，肠中热，是言上虚下实也。经训何等明白，而后人名之曰湿泄、濡泄、风泄、暑泄、火泄、热泄、虚泄、飧泄、酒泄、痰泄、食积泄、脾泄、肾泄、脾肾泄、脓泄、洞泄、久泄，头绪愈多，治法愈难，其实不过寒热而已。

热泄者，黄连清心饮：

黄连二钱　地黄八钱　栀子三钱　芍药三钱　滑石五钱　甘草二钱

寒泄者，桂附补气汤：

桂枝三钱　附子三钱　干姜二钱　黄芪五钱　陈皮三钱　厚朴三钱

外热内寒者，当归泽苓汤：

---

① 虚邪之中人……出糜：语出《灵枢·百病始生》。

滑石八钱　泽泻三钱　猪苓三钱　当归三钱　苦杏仁三钱　金樱子三钱

外寒内热者，姜连饮：

干姜二钱　白术三钱　木香二钱　连翘三钱　知母三钱　黄芩三钱

秘　结

大便秘结，古方书有虚秘、风秘、气秘、热秘、寒秘、湿秘、热燥、风燥、阳结、阴结之说。立名太多，徒资疑惑，所最要者不过阴、阳两结及外寒内热、内寒外热而已。

阳结者，承气汤：

大黄三钱　黄连二钱　芒硝三钱　厚朴二钱　枳实三钱　石膏五钱

阴结者，乌附散：

乌药三钱　干姜二钱　桃仁三钱　附子三钱　巴豆霜三分　肉桂二钱

外寒内热者，干姜大黄汤：

干姜二钱　防风三钱　丁香二钱　大黄三钱　枳实三钱　芒硝二钱

外热内寒者，桃仁花粉汤：

桃仁三钱　远志三钱　厚朴二钱　天花粉三钱　丹皮三钱　泽泻三钱

痔　疮

痔疮一症，无不起于饥饱劳伤，起居不节，酒色过度。谚云：十人九痔。重者脱肛，形状不同，病名亦异，然皆不外乎阴阳之盛衰。好酒者戒酒，好色者戒色，然后再分阴阳以施治，自可见效。若不肯禁忌，则为终身之累，无脱体之时矣。

阴虚者，凉血地黄汤：

地黄八钱　槐花四钱　芍药三钱　黄柏三钱　知母三钱　甘草二钱

阳虚者，补中益气汤：

黄芪五钱　桂枝三钱　远志三钱　破故纸三钱　核桃肉五钱　干姜一钱

外热内寒者，补心润肺汤：

丹皮三钱　生地八钱　甘草二钱　何首乌三钱　紫苑三钱　五味子一钱

外寒内热者，补肺益心汤：

白芷三钱　赤石脂三钱　黄芪三钱　槐实三钱　黄柏三钱　牡蛎二两

痢　疾

痢疾，即《内经》之所谓肠澼也。经云：食饮不节、起居不时者，阴受之。阴受之则入五脏，入五脏则满闭塞，下为飧泄，久为肠澼①。

脾脉外鼓，沉为肠澼，久自已。肝脉小缓为肠澼，易治。肾脉小搏沉为肠澼下血，血温身热者死。心肝澼亦下血，二脏同病者可治，其脉小沉涩为肠澼，其身热者死，热见七日死②。

大便赤瓣飧泄，脉小，手足寒者，难已。飧泄，脉小，手

① 食饮不节……肠澼：语出《素问·太阴阳明论》。
② 脾脉外鼓……热见七日死：语出《素问·大奇论》。

足温者，易已[1]。

阴阳虚肠澼死[2]。

肾移热于脾，传为虚，肠澼死[3]。

泄而脉大，脱血而脉实，皆难治[4]。

肠澼便血，身热死，寒则生。肠澼下白沫，脉沉则生，脉浮则死。肠澼下脓血，脉悬绝则死，滑大则生。肠澼之属，身不热，脉不悬绝者，滑大则生，悬涩者死[5]。

《内经》重言痢疾之生死，则此病之难治可知。后世以赤痢为热，白痢为寒。有赤白痢、脓血痢、噤口痢、休息痢、风痢、寒痢、湿痢、虚痢、热痢、气痢、积痢、久痢、疫痢、蛊疰痢、五色痢、里急后重等名目，治法得失各半，未能尽善，皆由于未通脉理故耳。

阳虚者，附子理中汤：

附子三钱　干姜二钱　当归三钱　桃仁二钱　陈皮三钱　白术三钱

阴虚者，清心凉膈散：

连翘三钱　黄柏三钱　栀子二钱　石膏一两　甘草二钱　芍药三钱

外寒内热者，木香黄连汤：

木香三钱　干姜二钱　赤石脂三钱　黄连二钱　黄芩三钱　罂粟壳三钱

外热内寒者，乌梅滑石汤：

乌梅三钱　苦杏仁三钱　陈皮三钱　滑石八钱　甘草二钱　葶

① 大便……易已：语出《灵枢·论疾诊尺》。

② 阴阳虚肠澼死：语出《素问·阴阳别论》。

③ 肾移热……肠澼死：语出《素问·气厥论》。

④ 泄而脉大……皆难治：语出《素问·玉机真脏论》。

⑤ 肠澼便血……悬涩者死：语出《素问·通评虚实》。

芳三钱

内外恶寒发热者，表里双解散：

草果三钱　丹皮三钱　龙骨三钱　滑石五钱　砂仁二钱　芍药三钱　赤石脂三钱　党参三钱　何首乌三钱　黄连二钱　白头翁二钱　金樱子三钱　海螵蛸三钱　桑螵蛸三钱

方剂分两乃示人以规矩。如外寒重者，辛温之药宜加；内热重者，苦寒之药宜加；外热重者，辛凉之药宜加；内寒重者，苦温之药宜加。亦有病轻，寒热不

现者，须凭脉以分其阴阳，不可以呆方治病也。

卷　四

厥　逆

《调经论》岐伯曰：气之所并为血虚，血之所并为气虚。帝曰：人之所有者，血与气耳。今夫子乃言血并为虚，气并为虚，是无实乎？伯曰：有者为实，无者为虚。今血与气相失，故为虚焉。血与气并，则为实焉。血之与气并走于上，则为大厥，厥则暴死，气复反则生，不反则死。

厥逆连脏则死，连经则生[①]。

脉至如喘，名曰暴厥。暴厥者，不知与人言[②]。

厥则目无所见。夫人厥则阳气并于上，阴气并于下。阳并于上，则火独光也；阴并于下，则足寒，足寒则胀也[③]。

黄帝曰：厥之寒热者何也？岐伯曰：阳气衰于下，则为寒厥。阴气衰于下，则为热厥。帝曰：热厥之为热也，必起于足下者何也？曰：阳气起于足五指之表，阳脉者集于足下而聚于足心，故阳气[④]盛则足下热也。帝曰：寒厥之为寒也，必从五指而上于膝者何也？曰：阴气起于五指之里，集于膝下而聚于膝上，故阴气胜则从五指至膝上寒。其寒也，不从外，皆从内也。

寒厥何失而然也？曰：此人者质壮，以秋冬夺其[⑤]所用，

---

① 厥逆……连经则生：语出《素问·阳明脉解》。
② 脉至如喘……与人言：语出《素问·大奇论》。
③ 厥则目……足寒则胀也：语出《素问·解微精论》。
④ 气：原作“起”，绍兴裘氏本同，据《素问·厥论》改。
⑤ 其：《素问·厥论》作“于”。

阳气衰不能渗营其经络，阳气日损，阴气独在，故手足为之寒也。热厥何如而然也？曰：酒入于胃，则络脉满而经脉虚，阴气虚则阳气入，阳气入则胃不和，胃不和则精气竭，精气竭则不营其四肢也。此人必数醉，若饱以入房，气聚于脾中不得散，酒气与谷气相薄，热盛于中，故热遍于身，内热而溺赤也。夫酒气盛而慓悍，肾气日衰，阳气独胜，故手足为之热也。

帝曰：厥或令人腹满，或令人暴不知人，或至半日远至一日乃知人者何也？伯曰：阴气盛于上则下虚，下虚则腹胀满。阳气盛于上则下气重上而邪气逆，逆则阳气乱，阳气乱则不知人也。

帝曰：善。愿闻六经脉之厥状病能也。曰：巨阳之厥，则肿首头重，足不能行，发为眴仆。阳明之厥，则癫疾欲走呼，腹满不得卧，面赤而热，妄见而妄言。少阳之厥，则暴聋颊肿而热，胁痛，不可以运。太阴[①]之厥，则腹满䐜胀，后不利，不欲食，食则呕，不得卧。少阴之厥，则口干溺赤，腹满，心痛。厥阴之厥，则少腹肿痛，腹胀泾溲不利，好卧屈膝，阴缩肿，内热。盛则泻之，虚则补之，不盛不虚以经取之。

太阴厥逆，急挛，心痛引腹，治主病者。少阴厥逆，虚满呕变，下泄清，治主病者。厥阴厥逆，挛腰痛，虚满前闭，谵言，治主病者。三阴俱逆，不得前后，使人手足寒，三日死。太阳厥逆，僵仆，呕血，善衄，治主病者。少阳厥逆，机关不利，机关不利者，腰不可以行，项不可以顾，发肠痈不可治，惊者死。阳明厥逆，喘咳身热，善惊，衄，呕血。手太阴厥逆，虚满而咳，善呕沫，治主病者。手心主少阴厥逆，心痛引喉，

① 太阴：原作“少阳”，绍兴裘氏本同，据《素问·厥论》改。

身热死，不可治。手太阳厥逆，耳聋泣出，项不可以顾，腰不可以俯仰，治主病者。手阳明少阳厥逆，耳聋泣出，肿①，痓，治主病者②。此《内经》之厥状病能也。

《中藏经》论阳厥论曰：骤风暴热，云物飞扬，晨晦暮晴，夜炎昼冷，应寒不寒，当雨不雨，水竭土坏，时岁大旱，草木枯悴，江河乏涸。此天地之阳厥也。暴壅塞，忽喘促，四肢不收，二腑不利，耳聋目盲，咽干口焦，喉舌生疮，鼻流清涕，颊赤心烦，头昏脑重，双睛似火，一身如烧，素不能者乍能，素不欲者乍欲，登高歌笑，弃衣奔走，狂言妄语，不辨亲疏，发躁无度，饮水不休，胸膈膨胀，腹胁满闷，背疽肉烂，烦溃消中，食不入胃，水不穿肠，骤肿暴满，叫呼昏冒，不省人事，疼痛不知去处。此人之阳厥也。阳厥之脉，举按有力者生，绝者死③。《阴厥论》曰：飞霜走雹，朝昏暮霭，云雨飘飖，风露寒冷，当热不热，未寒而寒，时气淋淫④，泉生田野，山摧地裂，土坏河溢，月晦日昏。此天地之阴厥也。暴哑卒寒，一身拘急，四肢拳挛，唇青面黑，目直口噤，心腹满痛，头颔摇鼓，腰脚沉重，语言蹇涩，上吐下泻，左右不仁，大小便滑⑤，吞酸吐绿⑥，悲忧惨戚，喜怒无常者。此人之阴厥也。阴厥之脉，举指弱，按指大者生，举按俱绝者死。一身悉冷，额汗自出者亦死。阴厥之病，过三日勿治。

热厥者，宜犀角地黄汤：

---

① 耳聋泣出肿：《素问·厥论》作“发喉痹，嗌肿”。
② 黄帝曰厥之寒热者何也……治主病者：语出《素问·厥论》。
③ 骤风暴热……绝者死：语出《中藏经·阳厥论》。
④ 淋淫：《中藏经·阴厥论》作“霖霪”。淋淫，浸渍。
⑤ 滑：《中藏经·阴厥论》作“活”。
⑥ 绿：《中藏经·阴厥论》作“渌”。

地黄二两　犀角片三钱　羚羊角三钱　黄连二钱　石膏二两　甘草五钱

寒厥者，宜姜附回阳汤：

干姜二钱　附子三钱　巴豆霜一钱　麻黄二钱　细辛二钱　桂枝三钱

有兼症者，寒中加热，热中加寒，不能预定也。

疟论

黄帝问曰：夫痎疟皆生于风，其蓄作有时者何也？岐伯对曰：疟之始发也，先起于毫毛，伸欠乃作，寒栗鼓颔，腰脊俱痛，寒去则内外皆热，头痛如破，渴欲冷饮。

帝曰：何气使然？愿闻其道。岐伯曰：阴阳上下交争，虚实更作，阴阳相移也。阳并于阴，则阴实而阳虚。阳明虚则寒栗鼓颔也；巨阳虚则腰背头项痛；三阳俱虚则阴气胜，阴气胜则骨寒而痛。寒生于内，故中外皆寒。阳盛生外热，阴虚则内热，外内皆热则喘而渴，故欲冷饮也。此皆得之夏伤于暑，热气盛，藏于皮肤之内，肠胃之外，此荣气之所舍也。此令人汗空疏，腠理开①，因得秋气，汗出遇风，及得之以浴，水气舍于皮肤之内，与卫气并居。卫气者，昼日行于阳，夜行于阴，此气得阳而外出，得阴而内薄，内外相薄，是以日作。

帝曰：其间日而作者何也？岐伯曰：其间日发者，由邪气内薄于五脏，横连募原也，其道远，其气深，其行迟，不能与卫气俱行，不得皆出，故间日乃作也。其气之舍深，内薄于阴，阳气独发，阴邪内著，阴与阳争不得出，是以间日而作也。帝

① 腠理开：原作"腠理闭"，绍兴裘氏本同，据《素问·疟论》改。

曰：善。其作日晏与其日早者，何气使然？岐伯曰：邪气客于风府，循膂而下，卫气一日一夜大会于风府，其明日日下一节，故其作也晏，此先客于脊背也，每至于风府则腠理开，腠理开则邪气入，邪气入则病作，以此日作稍晏也。其出于风府，日下一节，二十五[①]日下至骶骨，二十六[②]日入于脊内，注于伏膂之脉，其气上行，九日出于缺盆之中，其气日高，故作日益早也。

帝曰：夫子言卫气每至于风府，腠理乃发，发则邪气入，入则病作。今卫气日下一节，其气之发也，不当风府，其日作者奈何？岐伯曰：此邪气客于头项，循膂而下者也，故虚实不同，邪中异所，则不得当其风府也。故邪中于头项者，气至头项而病。中于背者，气至背而病。中于腰脊者，气至腰脊而病。中于手足者，气至手足而病。卫气之所在与邪气相合，则病作。故风无常府，卫气之所发，必开其腠理，邪气之所合，则其府也。

帝曰：善。夫风之与疟也，相似同类，而风独常在，疟得有时而休者何也？岐伯曰：风气留其处，故常在。疟气随经络沉以内薄，故卫气应乃作。帝曰：疟先寒而后热者何也？岐伯曰：夏伤于大暑，其汗大出，腠理开发，因遇夏气凄沧之水寒，藏于腠理皮肤之中，秋伤于风，则病成矣。夫寒者阴气也，风者阳气也。先伤于寒而后伤于风，故先寒而后热也，病以时作，名曰寒疟。帝曰：先热而后寒者何也？岐伯曰：此先伤于风而后伤于寒，故先热而后寒也，亦以时作，名曰温疟。其但热而

① 五：原作“二”，绍兴裘氏本同，据《素问·疟论》改。

② 六：原作“二”，绍兴裘氏本同，据《素问·疟论》改。

不寒者，阴气先绝，阳气独发，则少气烦冤，手足热而欲呕者，名曰瘅疟。

帝曰：夫经言有余者泻之，不足者补之。今热为有余，寒为不足。夫疟者之寒，汤火不能温也，及其热，冰水不能寒也，此皆有余不足之类。当此之时，良工不能止，必须其自衰乃刺之，其故何也？愿闻其说。岐伯曰：经言无刺熇熇之热，无刺浑浑之脉，无刺漉漉之汗，故为其病逆未可治也。夫疟之始发也，阳气并于阴，当是之时，阳虚而阴盛，外无气，故先寒栗也。阴气逆极，则复出之阳，阳与阴复并于外，则阴虚而阳实，故先热而渴。夫疟气者，并于阳则阳盛，并于阴则阴盛，阴胜则寒，阳胜则热。疟者，风寒之气不常也，病极则复。至病之发也，如火之热，如风雨不可当也。故经言曰：方其盛时必毁，因其衰也，事必大昌，此之谓也。夫疟之未发也，阴未并阳，阳未并阴，因而调之，真气得安，邪气乃亡，故工不能治已发，为其气逆也。

帝曰：善。攻之奈何？早晏何如？岐伯曰：疟之且发也，阴阳之且移也，必从四末始[①]也。阳已伤，阴从之，故先其时坚束[②]其处，令邪气不得入，阴气不得出，审候见之在孙络盛坚而血者皆取之，此真往而未得并者也。

帝曰：疟不发，其应何如？岐伯曰：疟气者，必更盛更虚，当气之所在也。病在阳则热而脉躁，在阴则寒而脉静，极则阴阳俱衰，卫气相离，故病得休，卫气集而复病也。

帝曰：时有间二日或至数日发，或渴或不渴，其故何也？

---

① 始：原作"治"，绍兴裘氏本同，据《素问·疟论》改。

② 朿（cì 次）：《素问·疟论》作"束"。

岐伯曰：其间日者，邪气[①]与卫气客于六腑，而有时相失不能相得，故休数日乃作也。疟者阴阳更胜也，或甚或不甚，故或渴或不渴。

帝曰：论言夏伤于暑，秋必病疟，今疟不必应者何也？岐伯曰：此应四时者也。其病异形者，反四时也。其以秋病者寒甚，以冬病者寒不甚，以春病者恶风，以夏病者多汗。

帝曰：夫病温疟与寒疟而皆安舍，舍于何脏？岐伯曰：温疟者，得之冬中于风，寒气藏于骨髓之中，至春则阳气大发，邪气不能自出，因遇大暑，脑髓烁，肌肉消，腠理发泄，或有所用力，邪气与汗皆出，此病藏于肾，其气先从内出之于外也。如是者，阴虚而阳盛，阳盛则热矣，衰则气复反入，入则阳虚，阳虚则寒矣，故先热而后寒，名曰温疟。

帝曰：瘅疟何如？岐伯曰：瘅疟者，肺素有热气盛于身，厥逆上冲，中气实而不外泄，因有所用力，腠理开，风寒舍于皮肤之内、分肉之间而发。发则阳气盛，阳气盛而不衰则病矣。其气不反[②]于阴，故但热而不寒。气内藏于心而外舍于分肉之间，令人消烁脱肉，故命曰瘅疟。帝曰：善。

《刺疟篇》云：足太阳之疟，令人腰痛头重，寒从背起，先寒后热，熇熇暍暍然，热止汗出，难已。足少阳之疟，令人身体解，寒不甚，热不甚，恶见人，见人心惕惕然，热多汗出甚。足阳明之疟，令人先寒，洒淅洒淅，寒甚久乃热，热去汗出，喜见日月光火气乃快然。足太阴之疟，令人不乐，好太息，不嗜食，多寒热汗出，病至则善呕，呕已乃衰。足少阴之疟，令

① 气：原脱，据《素问·疟论》补。
② 反：《素问·疟论》作“及”。

人呕吐甚，多寒热，热多寒少，欲闭户牖而处，其病难已。足厥阴之疟，令人腰痛，少腹满，小便不利如癃状，非癃也，数便，意恐惧，气不足，腹中悒悒。肺疟者，令人心寒，寒甚热，热间善惊，如有所见者。心疟者，令人烦心甚，欲得清水，反寒多不甚热。肝疟者，令人色苍苍然，太息，其状若死者。脾疟者，令人寒，腹中痛，热则肠中鸣，鸣已汗出。肾疟者，令人洒洒寒，腰脊痛宛转，大便难，目眴眴然，手足寒。胃疟者，令人且病也，善饥而不能食，食而支满腹大。此十二经疟状病形也。

寒重热轻者，宜桂枝柴胡汤：

桂枝五钱　干姜二钱　柴胡三钱　麻黄二钱　厚朴三钱　常山三钱

热重寒轻者，宜常山草果汤：

常山三钱　柴胡三钱　知母三钱　草果二钱　陈皮二钱　丹皮三钱

肝热肺寒者，宜加味二妙汤：

苍术三钱　黄芪三钱　草果三钱　黄芩三钱　黄柏三钱　白头翁三钱

肺热肝寒者，宜常山乌梅汤：

常山三钱　芍药三钱　葛根三钱　厚朴三钱　陈皮三钱　乌梅三钱

热而不寒之瘅疟，宜加味白虎汤：

石膏二两　知母五钱　地黄一两　常山三钱　黄连二钱　甘草三钱

咳　论

黄帝问曰：肺之令人咳何也？岐伯对曰：五脏六腑皆令人咳，非独肺也。

帝曰：愿闻其状。岐伯曰：皮毛者，肺之合也。皮毛先受邪气，邪气以从其合也。其寒饮食入胃，从肺脉上至肺则肺寒，肺寒则外内合邪因而客之，则为肺咳。五脏各以其时受病，非其时各传以与之。人与天地相参，故五脏各以治[①]时，感于寒则受病，微则为咳，甚则为泄为痛。乘秋则肺先受邪，乘春则肝[②]先受邪，乘夏则心先受之[③]，乘至阴则脾先受之，乘冬则肾先受之。

帝曰：何以异之？岐伯曰：肺咳之状，咳而喘息有音，甚则唾血。心咳之状，咳则心痛[④]，喉中介介如梗状，甚则咽肿[⑤]喉痹。肝咳之状，咳则两胁下痛，甚则不可以转，转则两胠[⑥]下满。脾咳之状，咳则右胠下痛，阴阴引肩背，甚则不可以动，动则咳剧。肾咳之状，咳则腰背相引而痛，甚则咳涎。

帝曰：六腑之咳奈何？安所受病？岐伯曰：五脏之久咳，乃移于六腑。脾咳不已，则胃受之。胃咳之状，咳而呕，呕甚则长虫出。肝咳不已，则胆受之。胆咳之状，咳呕胆汁。肺咳不已，则大肠受之。大肠咳状，咳而遗矢。心咳不已，则小肠受之。小肠咳状，咳而失气，气与咳俱失。肾咳不已，则膀胱受之。膀胱咳状，咳而遗溺。久咳不已，则三焦受之。三焦咳状，咳而腹满，不欲饮食。此皆聚于胃，关于肺，使人多涕唾，面浮肿，气逆也。

帝曰：治之奈何？岐伯曰：治脏者，治其俞。治腑者，治其合。浮肿者，治其经。帝曰：善。

经论脏腑咳嗽之形状甚详，宜分寒热以治之。

---

① 治：原脱，据《素问·咳论》补。

② 肝：原作“心”，绍兴裘氏本同，据《素问·咳论》改。

③ 乘夏则心先受之：原脱，据《素问·咳论》补。

④ 咳则心痛：原脱，据《素问·咳论》补。

⑤ 肿：原作“重”，据《素问·咳论》改。

⑥ 胠（qū 趋）：胁也。

肺与大肠受寒者，宜半夏干姜汤：

半夏三钱　干姜三钱

肺与大肠受热者，宜玉露散：

石膏二两　甘草八钱

肺寒肠热者，宜葛根细辛汤：

葛根五钱　滑石六钱　甘草一钱　细辛二钱　荆芥三钱　半夏二钱

脾胃受寒者，宜玉屏风散：

防风五钱　黄芪五钱

脾胃受热者，宜六一散：

滑石二两　甘草五钱

脾寒胃热者，宜柴胡去风汤：

柴胡三钱　川芎二钱　黄芪三钱　芍药三钱　防风三钱　党参三钱

心与小肠受寒者，宜陈杏汤：

陈皮五钱　苦杏仁五钱

心与小肠受热者，宜二母汤：

贝母五钱　知母五钱

心寒肠热者，宜当归黄连汤：

当归五钱　苦杏仁三钱　黄连二钱　黄芩三钱

肝胆受寒者，宜五味子汤：

五味子一钱　苦杏仁三钱　苏叶三钱

肝胆受热者，宜山贝汤：

山楂三钱　贝母三钱

肝寒胆热者，宜知母陈皮汤：

山楂三钱　知母三钱　木瓜三钱　陈皮三钱

肾与三焦、膀胱受寒者，宜附子苁蓉汤：

附子三钱　肉苁蓉三钱　破故纸五钱

肾与三焦、膀胱受热者，宜地黄秋石汤：

地黄一两　秋石一钱　连翘三钱

肾寒三焦、膀胱热者，宜苁蓉地黄汤：

肉苁蓉三钱　破故纸五钱　当归三钱　地黄八钱　羚羊片三钱　牡蛎二两

肺寒心热者，宜苏贝汤：

苏叶三钱　半夏三钱　干姜二钱　贝母二钱　知母三钱　连翘三钱

肺热心寒者，宜石杏汤：

滑石一两　甘草二钱　丹皮二钱　苦杏仁三钱　陈皮三钱　当归三钱

肺胃受寒者，宜理中汤：

干姜一钱　附子三钱　白术三钱

肺胃受热者，宜清肺汤：

石膏二两　党参三钱　甘草三钱

心肝受寒者，宜杏苏汤：

杏仁三钱　苏梗三钱　厚朴三钱　五味子一钱

心肝受热者，宜三黄汤：

黄连二钱　黄柏三钱　黄芩三钱　山楂三钱

十二经皆寒者，宜桂枝麻黄汤：

桂枝三钱　麻黄二钱　杏仁三钱　干姜一钱　附子二钱　五味子一钱

十二经皆热者，宜知母地黄汤：

知母三钱　贝母三钱　芍药三钱　地黄八钱　丹皮三钱　甘草二钱

喘促

《阴阳别论》曰：二阳之病发心脾，其传为息贲者不治。阴争于内，阳扰于外，魄汗未藏，四逆而起，起则熏肺，使人喘鸣。

阳明厥则喘而惋，惋则恶人。厥逆连脏则死，连经则生①。

夜行则喘出于肾，淫气病肺。有所堕恐，喘出于肝，淫气害脾。有所惊恐，喘出于肺，淫气伤心。度水跌仆，喘出于肾与骨。当是之时，勇者气行则已，怯者则著而为病也②。

劳则喘息汗出，外内皆越，故气耗矣。寒气客于冲脉，冲脉起于关元，随腹直上，寒气客则脉不通，脉不通则气因之，故喘动手矣③。

热病已得汗出，而脉尚躁，喘且复热，喘甚者死④。

寒喘者，宜青龙汤：

麻黄三钱　杏仁三钱　五味子一钱　桂枝三钱　细辛二钱　干姜一钱

热喘者，宜白虎汤：

石膏二两　生地八钱　葶苈三钱　知母三钱　贝母二钱　甘草三钱

肺热心寒者，宜陈苈汤：

紫苑二钱　陈皮三钱　苦杏仁二钱　桑白皮三钱　甜葶苈二钱　甘草二钱

心热肺寒者，宜姜贝汤：

半夏三钱　干姜二钱　苏梗三钱　贝母二钱　知母三钱　罂粟壳三钱

---

① 阳明厥……连经则生：语出《素问·阳明脉解》。

② 夜行则喘……为病也：语出《素问·经脉别论》。

③ 劳则喘息……动手矣：语出《素问·举痛论》。冲脉，原脱，据《素问·举痛论》补。

④ 热病已得汗出……喘甚者死：语出《灵枢·热病》。

中　风

中风一症，有半身不遂、口眼㖞斜者，有身无痛苦、四肢不举者，有舌强不能言、口角流涎者，有卒然倒仆、不知人者，病各不同，总名曰中风。

《素问》黄帝问于岐伯曰：风之伤人也，或为寒热，或为热中，或为寒中，或为疡，或为不仁，或为疠风，或为偏枯，或为风也，其病各异，其名不同。或内至五脏六腑，不知其解，愿闻其说。

岐伯曰：风气藏于皮肤之间，内不得通，外不得泄。风者善行而数变，腠理开则洒然寒，闭则热而闷。其寒也，则衰食饮；其热也，则消肌肉。故使人怢栗而不能食，名曰寒热。风气与阳明入胃，循脉而上至目内眦。其人肥则风气不得外泄，则为热中而目黄；人瘦则外泄而寒，则为寒中而泣出。风气与太阳俱入，行诸脉俞，散于分肉之间，与卫气相干，其道不利，故使肌肉愤䐜而有疡，卫气有所凝而不行，故其肉有不仁也。疠者，有营气热胕，其气不清，故使鼻柱坏而色败，皮肤疡溃。风寒客于脉而不去，名曰疠风，或名曰寒热。

风中五脏六腑之俞，亦为脏腑之风，各入其门户，所中则为偏风。风气循风府而上，则为脑风。风入系头，则为目风，眼寒。饮酒中风，则为漏风。入房汗出中风，则为内风。新沐中风，则为首风。久风入中，则为肠风餐泄①。外在腠理，则为泄风。

以春甲乙伤于风者为肝风，以夏丙丁伤于风者为心风，以

---

① 餐泄：谓食物未经消化而排泄。

季夏戊己伤于风者为脾风，以秋庚辛中于邪者为肺风，以冬壬癸中于邪者为肾风。

故风者，百病之长也，至其变化乃为他病，无常方，然致有风气也。

帝曰：五脏风之形状不同者何？愿闻其诊及其病能。

岐伯曰：肺风之状，多汗恶风，色皏然白，时咳，短气，昼日则差，暮则甚，诊在眉上，其色白。心风之状，多汗恶风，焦绝善怒吓，赤色，病甚则言不可快，诊在口，其色赤。肝风之状，多汗恶风，善悲，色微苍，嗌干，善怒，时憎女子，诊在目下，其色青。脾风之状，多汗恶风，身体怠堕，四肢不欲动，色薄微黄，不嗜食，诊在鼻上，其色黄。肾风之状，多汗恶风，面痝[①]然浮肿，脊痛不能正立，其色炲[②]，隐曲不利，诊在肌上，其色黑。胃风之状，颈多汗恶风，食饮不下，鬲[③]塞不通，腹善满，失衣则䐜胀，食寒则泄，诊形瘦而腹大。首风之状，头面多汗恶风，当先风一日则病甚，头痛不可以出内，至其风日则病少愈。漏风之状，或多汗，常不可单衣，食则汗出，甚则身汗，喘息恶风，衣常濡，口干善渴，不能劳事。泄风之状，多汗，汗出泄衣上，口中干，上渍，其风不能劳事，身体尽痛则寒[④]。

经论中风甚详，而后人仍复聚讼[⑤]纷纷。河间谓之火，东垣谓之气，丹溪谓之湿，并立真中、类中、非风之名。景岳痛

---

① 痝（máng 忙）：肿胀貌。

② 炲（taí 台）：黑色。

③ 鬲（gé 隔）：通“膈”，膈膜、胸膈。宋·叶梦得《避暑录话》卷下：“怪得题诗无俗话，十年肝鬲湛寒辉”。

④ 素问黄帝问于岐伯……身体尽痛则寒：语出《素问·风论》。

⑤ 聚讼：众人争辩，是非难定。

驳三子之非，而自己亦无一定治法。夫百病之生也，无不生于风寒、寒暑之中。年轻力壮之时，风邪中之，则为外感，药之亦可愈。及至年老，气血已衰，风中之，便为半身不遂等症，十无一愈。经云：或为热中，或为寒中，则用药当分寒热。遍考诸方，治风悉用温热，即知其有热，治以续命汤。而续命汤中，仍以姜、桂为君，少加石膏、黄芩而已，用之既少，又制之以姜、桂，岂能治表里之大热耶？人之受病，不外乎内外受寒、内外受热、内热外寒、内寒外热四门，治法无过于仲景之青龙、白虎、泻心、麻杏石甘四汤。用之得当，立起沉疴。用之不当，下咽立毙。宜乎①后人之不敢用也。

内外俱寒者，宜麻桂扶阳汤：

麻黄三钱　附子五钱　细辛二钱　桂枝三钱　干姜二钱　五味子一钱

内外俱热者，宜犀角地黄汤：

地黄二两　犀角片三钱　羚羊片三钱　石膏二两　黄连二钱　竹沥五钱

内寒外热者，宜麻杏石甘汤：

麻黄五钱　石膏二两　杏仁五钱　甘草六钱

外寒内热者，宜附子泻心汤；

半夏三钱　附子三钱　干姜三钱　黄连二钱　黄芩五钱　大黄二钱

外　感

万病之发，莫不由于阴阳偏盛。因脉法失传，以致寒热无准。后世聚讼纷纷，令人无所适从。《伤寒论》寒热亦未分清，

---

① 宜乎：当然。

前论已详，不再赘述。

内外俱寒者，宜麻黄汤：

麻黄三钱　苦杏仁五钱　干姜二钱　桂枝三钱　细辛二钱　五味子一钱　半夏三钱　大枣五个　生姜三片

内外俱热者，白虎汤：

石膏二两　甘草二钱　知母五钱　糯米一撮

热甚者，加生地，竹叶；大便不通者，加大黄、芒硝；口渴不欲饮水者，加桂枝；心中微恶寒者，加麻黄。

外寒内热者，宜泻心汤：

半夏三钱　干姜二钱　黄连二钱　黄芩三钱

外热内寒者，麻杏石甘汤：

麻黄三钱　苦杏仁五钱　石膏二两　甘草五钱

内外恶寒发热，脏腑皆病者，龙虎各半汤：

石膏二两　知母三钱　黄连二钱　麻黄三钱　桂枝三钱　杏仁三钱　干姜二钱　甘草二钱

内　伤

《上古天真论》曰：今时之人，以酒为浆，以妄为常，醉以入房，以欲竭其精，以耗散其真，不知持满，不知御神，务快其心，逆于生乐，起居无节，故半百而衰也。

《宣明五气》曰：久视伤血，久卧伤气，久坐伤肉，久立伤骨，久行伤筋。

《本神篇》云：五脏，主脏精者也。不可伤，伤则失守而阴虚，阴虚则无气，无气则死矣。

是言色欲不可过度，过度轻则病，而重则死，可不慎哉。虚损之症，其病甚多，其治法亦不出乎阴阳寒热而已，尤须禁戒，方能脱体。若旦旦而伐之，虽轩岐复出，亦不能保其万全也。

阴虚者，玉女煎：

生地八钱　石膏八钱　党参五钱　黄芪三钱　白芍三钱　知母三钱　牡蛎二两

阳虚者，附子理中汤：

附子三钱　肉桂二钱　白术三钱　党参三钱　当归二钱　远志三钱　酸枣仁三钱

外热内寒者，补心清肺汤：

高丽参三钱　续断二钱　何首乌三钱　党参五钱　丹皮三钱　淫羊藿三钱

外寒内热者，补肺清心汤：

黄芪三钱　肉桂二钱　巴戟天三钱　丹参三钱　元参三钱　苦参三钱

脏寒腑热，表里俱虚者，十全大补汤：

生地八钱　川芎二钱　党参三钱　茯苓三钱　黄芪三钱　当归三钱　芍药三钱　白术二钱　甘草一钱　肉桂二钱　远志三钱　苦参三钱

湿　热

湿为次寒，无所为热也。《内经》云：湿淫于内，治以苦热，佐以酸淡，以苦燥之，以淡泄之①。绝无一语言及于热。《本草》以薏苡、防己、猪苓、泽泻、茯苓、滑石、车前子甘寒等物为利湿之要药。宗之者，小病治成大病，大病治成不救。

---

① 湿淫于内……以淡泄之：语出《素问·至真要大论》。

夫仲景之治湿用薏苡者，以丹田有热，胸中有寒故也，即余之所谓肺胃热、心肝寒之症。用麻黄、杏仁之苦温以燥心经之湿，以薏苡、甘草之甘寒以清肺胃之热。当时因有此症而用此方。后人不明阴阳，不知五味，将麻杏减去，单用薏苡，而曰：我遵仲景之治法也。治不能愈，归咎于仲景，仲景岂不冤哉！

湿当温燥，何经有湿，则用何经之药以燥之。别经有热，则用别经之药以清之。昔见一友，腿脚浮肿，自云湿气，以薏苡代茶，医者治以五苓散，愈治而腿脚愈肿。医者云：男怕穿靴，女怕戴帽。男子自脚下先肿，乃不治之症。余诊其脉曰：此乃寒湿，非热湿也。腿脚之肿，由于小便之不利。小便之不利，由于多服甘寒之品，以致膀胱之气不化，故停而为肿。若以苦温之药大补小肠之气，小便一畅，便无事矣，何至不治。当用高丽参二两，煎汤服之，一药而愈。薏苡乃清热之品，非治湿之药。学者须将湿为次寒之题目认清，治病自然有准也。

十二经皆有湿者，宜麻黄桂枝汤：

麻黄三钱　桂枝三钱　附子三钱　白术五钱　黄芪三钱　干姜一钱

心肝湿，肺胃热者，麻杏薏甘汤：

麻黄五钱　薏苡二钱　杏仁三钱　甘草五钱

肺胃湿，心肝热者，二妙汤：

白术八钱　黄芩八钱

脾湿胃热者，宜滑石黄芪汤：

滑石一两　白术五钱　甘草五钱　黄芪五钱

肝湿胆热者，宜木瓜山楂汤：

木瓜五钱　乌梅三钱　山楂五钱　芍药三钱

黄 疸

经云：风者，百病之长也。今风寒客于人，使人毫毛毕直，皮肤闭而为热，当是之时，可汗而发也。或痹不仁肿痛，当是之时，可汤熨及火灸而去。弗治，肝传之脾，病名曰脾风，发瘅，腹中热，烦心出黄①。

又曰：溺黄赤，安卧者，黄疸。已食如饥，胃疸。目黄者，曰黄疸②。

又曰：身痛而色微黄，齿垢黄，爪甲上黄，黄疸也，安卧，小便黄赤，脉小而涩者，不嗜食③。

后人又分为五疸，曰黄汗，曰黄疸，曰谷疸，曰酒疸，曰女劳疸。汗出染衣，色如柏汁者，曰黄汗。身面眼目黄如金色，小便黄而无汗者，曰黄疸。因饮食伤脾而得者，曰谷疸。因酒后伤湿而得者，曰酒疸。因色欲伤阴而得者，曰女劳疸。名虽如此，实则不出阴阳二门。

内外俱热者，石膏茵陈汤：

石膏八钱 茵陈三钱 栀子三钱 柴胡三钱 大黄二钱 黄芩二钱

内外俱寒者，建中汤：

桂枝三钱 干姜二钱 附子二钱 厚朴二钱 麻黄二钱 细辛一钱

外寒内热者，姜附茵陈汤：

干姜二钱 附子二钱 使君子三钱 茵陈三钱 木通二钱 枳实三钱

---

① 风者百病之长……烦心出黄：语出《素问·玉机真脏论》。

② 溺黄赤……黄疸：语出《素问·平人气象论》。饥，原作“肌”，绍兴裘氏本同，据《素问·平人气象论》改。

③ 身痛而色微黄……不嗜食：语出《灵枢·论疾诊尺》。

内寒外热者，橘皮茵陈汤：

橘皮三钱　葛根五钱　党参三钱　茵陈三钱　厚朴二钱　乌梅二钱

血　症

血之升降，各有常道。或为火迫，或为寒滞，循行失度则吐血、衄血、便血、溺血诸症作矣，治法亦不外十二经之有余、不足。故东垣之补气、丹溪之滋阴、陆迎①之安神补血、吴球②之引火归源、攻补叠用之伯仁③、逐瘀生新之宇泰④、辛温从治之巢氏、先止后补之葛氏、胃药收功之石山⑤、宜滋化源之立斋⑥，治法种种不同，宗之者得失各半。最奇者《褚氏遗书》：血症服凉药，百无一生；服童便，百无一死。童便之性咸寒，既禁凉寒，岂可再服童便？褚氏其不知药性者耶？世人惑于以人补人之说，颇信其言。一遇吐血，不问寒热，即用童便，遗害无穷。不得不指出，以免再误也。

内外俱热者，三黄泻心汤：

黄柏二钱　黄连二钱　黄芩三钱　生地八钱　甘草二钱　丹皮三钱

内外俱寒者，附子理中汤：

---

① 陆迎：医家名。待考。

② 吴球：明代医家，曾为御医，善用附子。

③ 伯仁：滑寿，字伯仁，元末明初著名医家，著有《十四经发挥》《读素问钞》《难经本义》等。

④ 宇泰：王肯堂，字宇泰，明代医家，著有《肯堂医论》《医镜》等。

⑤ 石山：汪机，别号石山，明代医家，撰有《医学原理》《伤寒选录》《运气易览》等。

⑥ 立斋：薛己，号立斋，明代医家，撰有《内科摘要》《女科撮要》《外科心法》等。

附子三钱　干姜二钱　黄芪三钱　远志三钱　当归二钱　血余三钱

外热内寒者，清肺补心汤：

麦冬三钱　生地八钱　丹皮三钱　陈皮三钱　紫苑二钱　木瓜三钱

外寒内热者，补胃清心汤：

白术三钱　黄芪三钱　阿胶三钱　知母三钱　贝母三钱　连翘二钱

霍乱

《内经》曰：土①郁之发，民病呕吐，霍乱，注下。太阴所致②为中满，霍乱吐下。

岁土不及，风乃大行，民病飧泄霍乱，体重腹痛，筋骨繇复③。

经言如此，然皆由于人之脏腑冷热不调。或饮食不节，生冷过多，或起居失宜，露卧当风，使风之气归于三焦，传于脾胃，脾胃得冷不能消化水谷，真邪相干，饮食变乱于脾胃之间，心腹疼痛，发作吐利。有心痛而先吐者，有腹痛而先利者，有吐利俱发者，有发热体疼而复吐利虚烦者，或但吐利心腹痛刺者，或转筋拘急疼痛者，或但呕而无物出者，或因四肢逆冷，烦闷昏塞而欲死者。形症种种不同，当分其寒热而治之。

寒盛者，姜附术萸汤：

---

① 土：原作“三”，据《素问·六元正纪大论》改。

② 致：通“至”，达到。郑注《礼记·礼器》：“致之言至也”。

③ 岁土不及……繇复：语出《素问·气交变大论》。飧，原作“餐”，绍兴裘氏本同，据《素问·气交变大论》改；繇复，原作“摇病”，绍兴裘氏本同，据《素问·气交变大论》改。

干姜二钱　藿香三钱　吴茱萸二钱　附子二钱　豆蔻一钱　石菖蒲三钱

热盛者，五苓散：

茯苓三钱　泽泻三钱　桂枝二钱　猪苓三钱　滑石五钱　甘草一钱

外寒内热者，益肺清心汤：

细辛二钱　木香三钱　香薷三钱　大黄二钱　柴胡三钱　木通二钱

外热内寒者，清肺益肝汤：

天南星二钱　滑石六钱　丹皮三钱　麻黄二钱　厚朴三钱　甘草二钱

癫　狂

《内经》黄帝问曰：有病怒狂者，此病安生？岐伯对曰：生于阳也。帝曰：阳何以使人狂？岐伯曰：阳气者，因暴折而难决，故善怒也，病名曰阳厥。帝曰：治之奈何？岐伯曰：夺其食则已。夫食入于阴，长气于阳，故夺其食即已。使之服以生铁落为饮，夫生铁落者，下气疾也[①]。

又曰：多喜曰癫，多怒曰狂[②]。

又曰：阴不胜其阳，则脉流薄疾，并乃狂[③]。

又曰：衣被不敛，言语善恶，不避亲疏者，此神明之乱也[④]。

---

① 黄帝问曰……下气疾也：语出《素问·病能论》。则，《素问·病能论》作“即”。

② 多喜……曰狂：语出王冰注《素问·腹中论》。

③ 阴不胜其阳……并乃狂：语出《素问·生气通天论》。

④ 衣被不敛……神明之乱也：语出《素问·脉要精微论》。

帝曰：阳明疾甚，则弃衣而走，登高而歌，或至不食数月，踰垣上屋。所上之处，皆非其素所能也，病反能者何也？岐伯曰：四肢者，诸阳之本也。阳盛则四肢实，实则能登高也。帝曰：其弃衣而走者，何也？岐伯曰：热甚于身，故弃衣欲走也。帝曰：其妄言骂詈，不避亲疏而歌者，何也？岐伯曰：阳盛则使人妄言骂詈，不避亲疏而不欲食，不欲食故妄走也①。

《难经》曰：重阳者狂，重阴者癫②。

狂者，凶狂，阳盛也。癫者，精神痴呆，言语失伦，眩倒不省，阴盛也。经言癫狂是阴阳兼病也。

阳盛狂而不癫者，大黄铁洛引③：

生大黄三钱　冰片二分　朱砂二钱　生铁落一两　芒硝二钱　石膏一两

阴盛癫而不狂者，补心安神汤：

天南星三钱　木香二钱　干姜二钱　远志三钱　石菖蒲三钱　酸枣仁三钱　麝香二分

外寒内热者，扶肺清心汤：

石菖蒲三钱　黄连二钱　干姜二钱　天南星二钱　大黄三钱　朱砂三钱

外热内寒者，当归铁洛引：

生铁洛一两　丹皮三钱　当归三钱　五味子一钱　生地一两　麻黄三钱

癫狂之症，初起之时可以药愈，久则难治。欲治则须求其生克而治之，所谓悲胜怒、怒胜思、思胜恐、恐胜喜、喜胜忧

---

① 帝曰阳明疾甚……不欲食故妄走也：语本《素问·阳明脉解》。

② 重阳……者癫：语出《难经·二十难》。

③ 铁洛引：当为“铁落饮”。

是也。

鸦片烟

鸦片烟之为害深矣。戒烟之方虽层出不穷，而利于此者不利于彼，利于彼者不利于此，难以十全。考其所由，总因不明人之体气、烟之性味所致。查鸦片烟，其味苦，其性寒，入手少阴、手太阴二经，又在灯上吸而食之，火气入于肺胃。初吸之时，健脾开胃，精神强壮。及至日久，夜不能寐，阳痿便干，以昼作夜，神魂颠倒，便成废人，此诚中国人民之大害。欲治之者，就人身十二经之有余、不足，立方以治之。如大便干结，前阴阳痿，当用苦温以补其心气，辛凉以清其大肠之热，则其害自除矣。

阳虚者，宜补气丸：

厚朴二两　高丽参三两　远志二两　肉桂二两　五味子二两　附子二两　干姜二两　鹿角霜二两　黄芪四两　党参四两　巴戟天二两　白术二两　破故纸二两　核桃肉二两　肉苁蓉四两

以上各药共研细末，加鸦片烟灰五钱，蜜丸如梧桐子大，服烟几次则服药几次。一料服完之后，再配时将鸦片烟灰减去一钱，以次第减，五料之后不用烟灰，正气壮则瘾[①]自除，此乃王道之治法，无流弊也。

阴虚者，宜补血汤：

地黄八两　丹皮二两　芍药二两　黄连二两　黄芩二两　黄柏二两　石斛四两　犀角一两　羚羊角一两　山楂三两　秋石一两　当归一两　川芎一两　甘草四两

① 瘾：原作“隐”，绍兴裘氏本同，据文理改。

心肝虚，肺胃实者，补心润肺丸：

高丽参六两　陈皮二两　苦杏仁二两　远志二两　木瓜二两　五味子二两　党参四两　地黄八两　枸杞四两　丹皮四两　芍药四两　甘草八两

肺胃虚，心肝实者，益胃清心丸：

干姜四两　半夏二两　肉桂二两　黄连四两　黄芩二两　黄柏二两

均照第一方，用烟灰加减为引配服，自能除根也。

妇　科

妇人之症与男子同，其治法亦不外乎寒热两门。惟诊脉识症之法与男子相反，不独寒热相反，脏腑之部位亦反。前篇论之已详，无须再述。但女子有胎前、产后之异，另选数方，以为后学之津梁①。

调经种子

阳虚多寒而不受胎者，温经汤：

当归三钱　白术三钱　破故纸三钱　川芎二钱　甘草二钱　小茴香一钱　生姜三片　红枣五枚

阴虚多热而不受胎者，人参知母汤：

党参五钱　生地五钱　丹皮三钱　白芍三钱　麦冬三钱　甘草二钱

心寒肺热而不受胎者，益母地黄汤：

生地黄八钱　当归三钱　益母草五钱　甘草二钱

心热肺寒而不受胎者，芪术芩连汤：

---

①　津梁：渡口和桥梁，比喻能起引导、过渡作用的事物和方法。

黄芪三钱　白术三钱　黄芩三钱　黄连一钱

阴阳俱亏者，加味四物汤：

生地五钱　当归三钱　阿胶二钱　白芍五钱　川芎二钱　黄芩三钱

胎　前

受寒而胎不安者，胶术当归汤：

阿胶三钱　当归三钱　何首乌三钱　白术五钱　川芎二钱　甘草二钱

受热而胎不安者，玉女煎：

生地八钱　知母五钱　白芍三钱　石膏八钱　麦冬三钱　甘草三钱

心寒肺热而胎不安者，当归地黄汤：

当归五钱　远志三钱　地黄八钱　甘草二钱

心热肺寒而胎不安者，白术黄芩汤：

白术五钱　黄芩五钱

腑寒脏热而胎不安者，四物汤：

生地八钱　当归三钱　白芍五钱　川芎二钱

产　后

受寒而病者，阿胶益母汤：

益母草五钱　当归三钱　阿胶三钱　川芎二钱

受热而病者，六味地黄汤：

生地八钱　白芍三钱　山药八钱　泽泻三钱　丹皮二钱　山茱萸二钱

心热肺寒而病者，白芍干姜汤：

白芍八钱　黄芩三钱　干姜二钱　防风三钱

心寒肺热而病者，加味失笑散：

五灵脂三钱　蒲黄三钱　续断三钱　甘草三钱

脏热腑寒而病者，益母地黄汤：

益母草三钱　知母五钱　白术五钱　陈皮三钱　地黄五钱　甘草二钱

儿　科

小儿者，幼科也。初生曰婴儿，三岁曰小儿，十岁曰童子。儿有大小之不同，病有深浅之各异。古云："宁治十男子，莫治一妇人；宁治十妇人，莫治一小儿。"此甚言小儿之难治也。然小儿非外感即内伤，得其情则一药可愈，非如大人之有七情六欲也。惟小儿脉气未盛，必兼望闻问切，方免错误。

所谓望者，鉴貌辨其色也。假如[①]：面部左腮属肝，右腮属脾，颏属肾，额属心，鼻属肺。肝病则面青，肺病则面白，心病则面赤，脾病则面黄，肾病则面黑。是乃望而知之者也。

闻者，听声知其症也。假如：肝病则声悲，肺病则声促，心病则声雄，脾病则声慢，肾病则声沉，此属于脏。又大肠病则声长，小肠病则声短，胃病则声速，胆病则声清，膀胱病则声微，三焦病则声迟，此属于腑。是乃闻而知之也。

问者，问病究其根原也。假如：好食酸则肝病，好食辛则肺病，好食苦则心病，好食甘则脾病，好食咸则肾病，好食热则内寒，好食冷则内热。是乃问而知之也。

切者，切脉察其病也。假如：小儿三岁以下有病，须男左女右手，虎口三关从第二指侧看，第一节曰风关，第二节曰气关，第三节曰命关。辨其纹色，如青黑白为寒，黄赤为热。风

① 假如：譬如，例如。

关为轻，气关为重，过于命关则难治矣，前论已详。大抵小儿之病大半胎毒，小半伤食也，其外感风寒之症，十一而已。盖小儿之在胎也，母饥亦饥，母饱亦饱，辛辣适口，胎气随热，情欲动中，胎息辄燥，或多食煎煿①，或恣味辛酸，或嗜欲无节，或喜怒不常，皆能令小儿受病。其为母者，胎前既不能谨节，产后又不调护，或未满百晬②遂与咸酸之气，或未及周岁辄与肥甘之物，百病由是而生焉。

脐　风

脐在两肾之间，任冲肾三脉之所系也。初生断脐，护脐不可不慎。故断脐之法，隔衣咬断者上也，以火燎而断之次也，剪断而以火烙之又其次也。护脐之法，脐既断矣，用软棉布缠裹，待干自落，勿使撞去也。三朝洗儿当护，其法勿使水渍入也。脐落之后当换包裳，勿使尿湿入脐中也。如此方无脐风之病。

治初病儿在旬日之内，脐风为恶病。凡觉小儿喷嚏多啼，此脐风所发之候也，急抱儿向光明处，看口中上腭，有泡如珠如米，或聚一处，此病根也。其色白，初起也。黄者，久也。可用银耳挖轻轻刮出，煎甘草薄荷汤拭洗之，预取桑白汁涂之。自此日日视之，不可因循，以贻后患。

治已病，则口中泡子落入腹中，变为三症：一曰撮口，二曰噤口③，三曰锁肚。症虽不同，皆脐风也。

---

① 煿（bó 博）：指煎炒或烤干食物。

② 百晬（zuì 最）：指小儿诞生满百日。

③ 噤口：噤，原作“禁”，绍兴裘氏本同，据本篇下文改。噤口，《幼科发挥·脐风》作“噤风”。

撮口症

儿多啼，口频撮，此脐腹痛也，用雄黄解毒丸：

雄黄二钱　郁金二钱　大黄二钱　巴豆霜一钱　乳香五分　没药五分

共为细末，水糊丸，如小豆大，每服一丸，利去恶涎。外以蕲艾炒热杵烂，护其脐，频换，使温暖之气不绝。如不乳者，不治。

噤口症

牙关紧急，不能吮乳。啼声不出，发搐者，不治。

锁肚症

脐突青肿，肚腹胀大，青筋浮露。大便闭涩不通者，不治。

惊风一症，人但知有急、慢之分，而不治①尚有肝寒脾热、肺寒心热之分，今拟数方，以备选用。

脏腑受热而惊者，谓之急惊，宜加味白虎汤：

石膏八钱　知母三钱　龙胆草二钱　大黄三钱　生地五钱　蚯蚓二钱　犀角二钱　羚片二钱　钩藤五钱

煎成之后分五次服，三服见效，即停止不服，恐其过剂，又生他病矣。

脏腑受寒而惊者，谓之慢惊，宜加味青龙汤：

桂枝三钱　细辛二钱　麻黄二钱　干姜二钱　防风五钱　苦杏仁三钱　附片三钱　半夏三钱　麝香二分

亦分五次服。

心肝寒，肺胃热，麻杏石甘汤：

---

① 治：当作“知”。

麻黄五钱　苦杏仁五钱　生石膏八钱　甘草五钱

肺胃热，心肝寒，备急丸：

巴豆霜五钱　生大黄五钱

共研细末，丸成小豆大，每服三丸，中病而后已。

痘　疹

痘疹之病，形虽不同，总不外乎胎毒二字。然胎毒须分阴阳，内热重者乃阳毒，宜清解；内寒重者乃阴毒，宜温补。此乃一定之理。前人见其发热，悉以清凉解之，后人用其法而不灵，改为温补。学医之士无不是张非李，是李非张，聚讼纷纷，无所适从，皆由不明阴阳、认症不清之故。余今点破脉之阴阳，按症施治，无不头头是道，学者不可以其浅而忽之焉。

热重者，白虎汤：

石膏八钱　生地五钱　知母五钱　甘草二钱

寒重者，麻黄汤：

麻黄五钱　细辛二钱　干姜二钱　苦杏仁三钱　桂枝三钱　半夏三钱

心肝寒，脾胃热者，麻杏石甘汤：

麻黄五钱　苦杏仁五钱　石膏一两　甘草四钱

心肝热，肺胃寒者，泻心汤：

半夏三钱　大黄二钱　生姜一小块　干姜二钱　黄连一钱　红枣五个　甘草二钱　黄芩三钱

痈　疽

黄帝曰：余闻肠胃之间①，上焦出气，以温分肉而养骨节，

① 之间：《灵枢·痈疽》作“受谷”。

通腠理。中焦出气如露，上注溪谷而渗孙脉，津液和调，变化而为血，血和则孙脉先满溢，乃注于络脉，皆盈，乃注于经脉。阴阳已张，因息乃行，行有经纪，周有道理，与天合同，不得休止。切而调之，从虚去实，泻则不足，疾则气减，留则先后。从实去虚，补则有余。血气已调，形气乃持。余已知血气之平与不平，未知痈疽之所从生，成败之时，死生之期，有远近，何以度之，可得闻乎？

岐伯曰：经脉流行不止，与天同度，与地合纪。故天宿失度，日月薄蚀，地经失纪，水道流溢，草蓂[①]不成，五谷不殖，径路[②]不通，民不往来，巷聚邑居，则别离异处。血气犹然，请言其故。夫血脉营卫，周流不休，上应天宿[③]，下应经数。寒邪客经络之中则血泣，血泣则不通，不通则卫气归之，不得复反，故痈肿也。寒气化为热，热胜则肉腐，肉腐则为脓，脓不泻则筋烂，筋烂则骨伤，骨伤则髓消，不当骨空，不得泄泻，则筋骨枯空，枯空则筋骨肌肉不相亲，经络败漏，熏于五脏，脏伤则死矣。泣、涩同。

黄帝曰：愿尽闻痈疽之形，与忌日名。岐伯曰：痈发于嗌中，名曰猛疽。猛疽不治，化为脓，脓不泻，塞咽，半日死。其化为脓者，泻则合豕膏[④]，冷食，三日而已。发于颈，名曰夭疽。其痈大以赤黑，不急治，则热气下入渊腋，前伤任脉，内薰肝肺，十余日而死矣。阳气大发，消脑溜项，名曰脑烁。

① 蓂：《灵枢·痈疽》作“萓”。

② 径路：原作“经络”，绍兴裘氏本同，据《灵枢·痈疽》改。

③ 天宿：《灵枢·痈疽》作“星宿”。《针灸甲乙经·寒气客于经络之中发痈疽风成发厉浸淫》作“天宿”。

④ 豕（chù 畜）膏：当作“豕膏”。

其色不乐，脑项痛如刺以针，烦心者死不可治。发于肩及臑，名曰疪疽①。其状赤黑，急治之，此令人汗出至足，不害五脏，痈发四五日，速②焫③之。发于腋下赤坚者，名曰米疽。治之以砭石，欲细而长，疏砭之，涂以豕膏，六日已，勿裹之。其痈坚而不溃④者，为马刀挟瘿，急治之。发于胸，名曰井疽。其状如大豆，三四日起，不早治，下入腹，不治，七日死。发于膺，名曰甘疽。色青，其状如谷实瓜蒌，常苦寒热，急治之，去其寒热，不急治，十日⑤死，死后出脓。发于胁，名曰败疵。此言女子之病也，灸之，其状大痈脓，其中乃有生肉，大如赤小豆，治之蔆翘草根及赤松子根各一升，以水一斗六升煮之，令竭，得三升，即强饮，厚衣坐于釜上，令汗至足已。发于股胫，名曰股胫⑥疽。其状不甚变色，痈脓抟骨，不急治，四⑦十日死。发于尻，名曰锐疽。其状赤坚大，急治之，不治，三十日死。发于股阴，名曰赤弛⑧。不治，六十日死。在两股之内，不治，十日死。发于膝，名曰疵疽⑨。其状大，痈色不变，寒

---

① 疪疽：《灵枢·痈疽》作“疵痈”。《针灸甲乙经·寒气客于经络之中发痈疽风成发厉浸淫》作“疵疽”。

② 速：《灵枢·痈疽》作“逞”，《针灸甲乙经·寒气客于经络之中发痈疽风成发厉浸淫》作“逆”。

③ 焫（ruò 若）：用火烧针以刺激体表穴位。

④ 溃：《灵枢·痈疽》作“溃”。

⑤ 日：《灵枢·痈疽》作“岁”。

⑥ 名曰股胫：原脱，据《灵枢·痈疽》补。

⑦ 四：《灵枢·痈疽》作“三”。《针灸甲乙经·寒气客于经络之中发痈疽风成发厉浸淫》作“四”。

⑧ 赤驰：《灵枢·痈疽》作“赤施”。《针灸甲乙经·寒气客于经络之中发痈疽风成发厉浸淫》作“赤驰”。

⑨ 疵疽：《灵枢·痈疽》作“疵痈”。《针灸甲乙经·寒气客于经络之中发痈疽风成发厉浸淫》作“疵疽”。

热而坚者，勿石，石之者即死，须其柔，乃石之者生。诸痈[①]之发于节而相应者，不可治。发于阳者，百日死；发于阴者，四[②]十日死。发于胫，名曰兔啮。其状如赤豆，至骨，急治之，不急治，杀人。发于内踝，名曰走缓。其状痈色不变，数石其俞而止其寒热，不死。发于足上下，名曰四淫。其状大痈，不急治，百日死。发于足傍，名曰厉痈。其状不大，初从小指发，急除去之，其状黑者，不消辄益，不治，百日死。发于足指，名曰脱疽[③]。其状赤黑者，死不治；不赤黑者，不死。治之不衰，急斩去之，不去则死矣。

黄帝问曰：何为痈？岐伯对曰：营气积留于经络之中，则血泣而不行，不行则卫气归之，归而不通，拥[④]遏而不得行，故曰热。大热不止，热甚则肉腐，肉腐则为脓。然不能陷肌肤于骨髓，骨髓不为焦枯，五脏不为伤，故名曰痈。

帝曰：何谓疽？曰：热气纯盛，下陷肌肤筋髓骨肉，内连五脏，血气竭绝，当其痈下筋骨良肉皆无余，故名曰疽。疽者，其皮瘀以[⑤]坚，状如牛领之皮；痈者，其皮上薄以泽，此其候也[⑥]。

《脉要精微论》帝曰：诸痈肿筋挛骨痛，此病安生？岐伯

---

① 痈：《灵枢·痈疽》作“痈疽”。

② 四：《灵枢·痈疽》作“三”。《针灸甲乙经·寒气客于经络之中发痈疽风成发厉浸淫》作“四”。

③ 疽：《灵枢·痈疽》作“痈”。《针灸甲乙经·寒气客于经络之中发痈疽风成发厉浸淫》作“疽”。

④ 拥：繁体为“擁”，通“壅”，壅塞、遮蔽。《太平御览》卷二〇八引《尚书大传》：“沟渎拥遏，水为民害”。

⑤ 其皮瘀以：《灵枢·痈疽》作“上之皮夭”。《针灸甲乙经·寒气客于经络之中发痈疽风成发厉浸淫》作“其上皮夭瘀以”。

⑥ 黄帝曰……此其候也：语本《灵枢·痈疽》。

曰：此乃寒气之肿，八风之变也。帝曰：治之奈何？岐伯曰：此四时之病，以其胜治之愈也。

《厥论》曰：少阳厥逆，机关不利，机关不利者，腰不可行，项不可顾，发肠痈不可治，惊者死。

《中藏经》曰：痈疽疮肿之作，皆五脏六腑蓄毒不流，非独因营卫闭塞而发也。其行也有处，其主也有归。假令发于喉舌者，心之毒；发于皮毛者，肺之毒；发于肌肉者，脾之毒；发于骨髓者，肾之毒；发于筋膜者，肝之毒①；发于下者，阴中之毒；发于上者，阳中之毒；发于外者，六腑之毒；发于内者，五脏之毒。故内曰坏，外曰溃，上曰从，下曰逆。发于上者得之速，发于下者得之缓，感于六腑则易治，感于五脏则难治瘳。又，近骨者多冷，近肤②者多热。近骨者，久不愈则化成血虫。近肤者，久不愈则传气成漏。成虫则多痒少痛，或先痒后痛；成③漏则多痛少痒，或不痒不痛。内虚外实者，多痛少痒④。血不止则多死，溃脓则多生⑤。证候多端，要当详治。

李氏曰：疽发一粒如麻豆，发热肿高，热痛色赤，此为外发。热虽炽盛，治得其法，可保其生。若初时不发热，体倦怠，患处如故，数日不肿痛，内脏已坏，虽有卢扁之药，亦未如之何矣。又曰：疮疽之发，其受之有内外之别，治之有寒热之异。受之外者，法当托里以温剂，反用寒药，则使皮毛始受之邪，

---

① 发于筋膜者肝之毒：《中藏经·论痈疽疮肿第四十一》缺。

② 肤：《中藏经·论痈疽疮肿第四十一》作“虚”。

③ 成：原作“或”，绍兴裘氏本同，据《中藏经·论痈疽疮肿第四十一》改。

④ 多痛少痒：《中藏经·论痈疽疮肿第四十一》作“多痒而少痛”。

⑤ 痈疽疮肿之作……溃脓则多生：语本《中藏经·论痈疽疮肿第四十一》。

引入骨髓。受之内者，法当疏利以寒剂，反用温药托里，则使骨髓之病上彻皮毛，表里通溃，共为一疮，助邪为毒，苦楚百倍，轻则危殆，重则死矣。

外科一症，古人早言明当分寒热，后世庸医纯用寒凉，害人不浅。王洪绪先生曰：痈疽二毒由于心生，心主血而行气，气血凝滞而发毒。患盘踰径寸者，红肿称痈，痈发六腑。若其形止数分，乃言小疖。按之陷而不即高，顶虽温而不甚热者，脓尚未成；按之随手而起，顶已软而热甚者，脓已满足。无脓宜消散，有脓勿久留，醒消一品，立能消肿止痛，为疗痈之圣药。白陷称疽，疽发五脏，故疽根深而痈毒浅。根红散漫者，气虚不能拘血紧附也。红活光润者，气血拘毒出外也。外红里黑者，毒滞于内也。紫黯不明者，气血不充，不能化毒成脓也。脓色浓厚者，气血旺也。脓色清淡者，气血衰也。未出脓时，痈有腠理火毒之滞，疽有腠理寒痰之凝。既出脓后，痈有热毒未尽宜托，疽有寒凝未解宜温。既患寒疽，酷暑仍宜温暖；如生热毒，严冬尤喜寒凉。然阴虚阳实之治迥别，古书未详，因立其旨备览焉。诸疽白陷者，乃气血虚寒凝滞所致。其初起毒陷阴分，非阳和通腠，何能解其寒凝？已溃而阴血干枯，非滋温畅，何能厚其脓浆？盖气以成形，血以华色，故诸疽平塌不能化毒者，阳和一转，则阴分凝结之毒自能化解。血虚不能化毒者，尤宜温补排脓，故当溃脓毒气未尽之时，通其腠里①之药仍不可缓。一容一纵，毒即逗遛；一解一逐，毒即消散。开腠里而不兼温补，气血虚寒何以成脓？犹无米之炊也。滋补而不兼开腠，仅可补其虚弱，则寒凝之毒何能觅行消。且毒盛者

① 里：通“理”，纹理。

则反受其助，犹车粟以助盗粮矣。滋补不兼温暖，则血凝滞，孰作酿脓之具，犹之造酒不暖何能成浆，造饭无火何以得熟。世人但知一概清火以解毒，殊不知毒即是寒，解寒而毒自化，清火而毒愈凝。然毒之化必由脓，脓之来必由气血，气血之化必由温也，岂可凉乎！况清凉之剂，仅可施于红肿痈疖，若遇阴寒险穴之疽，温补尚虞不暇，安可妄行清解反伤胃气，甚至阳和不振，难溃难消，毒攻内腑，可不畏欤！盖脾胃有关生死，故首贵止痛，次宜健脾，痛止则恶气自化，脾健则肌肉自生。阳和转盛，红润肌生，当投补养气血之剂。若犀角、羚羊、连翘等性寒之药，咸[①]禁服。

红肿内外俱热者，白虎汤：

石膏八钱　知母五钱　甘草二钱　生地八钱

白陷内外俱寒者，大青龙汤或阳和汤：

熟地黄一两　麻黄五分　鹿角胶三钱　白芥子二钱　肉桂一钱　炮姜五分　生甘草一钱

肺寒心热者，宣毒散：

大黄三钱　白芷三钱　黄芪三钱　黄芩三钱

肺热心寒者，麻萍汤：

麻黄三钱　浮萍三钱　天花粉三钱　乳香三钱

① 咸：全，都。

总书目

医经

内经博议
内经精要
医经津渡
灵枢提要
素问提要
素灵微蕴
难经直解
内经评文灵枢
内经评文素问
内经素问校证
灵素节要浅注
素问灵枢类纂约注
清儒《内经》校记五种
勿听子俗解八十一难经
黄帝内经素问详注直讲全集

基础理论

运气商
运气易览
医学寻源
医学阶梯
医学辨正
病机纂要
脏腑性鉴
校注病机赋
内经运气病释
松菊堂医学溯源
脏腑证治图说人镜经
脏腑图书症治要言合璧

伤寒金匮

伤寒大白
伤寒分经
伤寒正宗
伤寒寻源
伤寒折衷
伤寒经注
伤寒指归
伤寒指掌
伤寒选录
伤寒绪论
伤寒源流
伤寒撮要
伤寒缵论
医宗承启
伤寒正医录
伤寒全生集
伤寒论证辨
伤寒论纲目
伤寒论直解
伤寒论类方

伤寒论特解
伤寒论集注（徐赤）
伤寒论集注（熊寿试）
伤寒微旨论
伤寒溯源集
伤寒启蒙集稿
伤寒尚论辨似
伤寒兼证析义
张卿子伤寒论
金匮要略正义
金匮要略直解
高注金匮要略
伤寒论大方图解
伤寒论辨证广注
伤寒活人指掌图
张仲景金匮要略
伤寒六书纂要辨疑
伤寒六经辨证治法
伤寒类书活人总括
订正仲景伤寒论释义
张仲景伤寒原文点精
伤寒活人指掌补注辨疑

诊　　法

脉微
玉函经
外诊法
舌鉴辨正
医学辑要
脉义简摩
脉诀汇辨
脉经直指
脉理正义
脉理存真
脉理宗经
脉镜须知
察病指南
崔真人脉诀
四诊脉鉴大全
删注脉诀规正
图注脉诀辨真
脉诀刊误集解
重订诊家直诀
人元脉影归指图说
脉诀指掌病式图说
脉学注释汇参证治

针灸推拿

针灸全生
针灸逢源
备急灸法
神灸经纶
推拿广意
传悟灵济录
小儿推拿秘诀
太乙神针心法
针灸素难要旨
杨敬斋针灸全书

本　　草

药鉴
药镜
本草汇
本草便
法古录
食品集
上医本草
山居本草
长沙药解
本经经释
本经疏证
本草分经
本草正义
本草汇笺
本草汇纂
本草发明
本草发挥
本草约言
本草求原
本草明览
本草详节
本草洞诠
本草真诠
本草通玄
本草集要
本草辑要
本草纂要
识病捷法
药性纂要
药品化义
药理近考
食物本草
见心斋药录
分类草药性
本经序疏要
本经续疏证
本草经解要
青囊药性赋
分部本草妙用
本草二十四品
本草经疏辑要
本草乘雅半偈
生草药性备要
芷园臆草题药
新刻食鉴本草
类经证治本草
神农本草经赞
神农本经会通
神农本经校注
药性分类主治
艺林汇考饮食篇
本草纲目易知录
汤液本草经雅正
新刊药性要略大全
淑景堂改订注释寒热温平药性赋

方　　书

医便

卫生编
袖珍方
仁术便览
古方汇精
圣济总录
众妙仙方
李氏医鉴
医方丛话
医方约说
医方便览
乾坤生意
悬袖便方
救急易方
程氏释方
集古良方
摄生总论
辨症良方
活人心法（朱权）
卫生家宝方
寿世简便集
医方大成论
医方考绳愆
鸡峰普济方
饲鹤亭集方
临症经验方
思济堂方书
济世碎金方
揣摩有得集
亟斋急应奇方
乾坤生意秘韫
简易普济良方
内外验方秘传
名方类证医书大全
新编南北经验医方大成

临证综合

医级
医悟
丹台玉案
玉机辨症
古今医诗
本草权度
弄丸心法
医林绳墨
医学碎金
医学粹精
医宗备要
医宗宝镜
医宗撮精
医经小学
医垒元戎
医家四要
证治要义
松厓医径
扁鹊心书
素仙简要
慎斋遗书
折肱漫录
丹溪心法附余

方氏脉症正宗
世医通变要法
医林绳墨大全
医林纂要探源
普济内外全书
医方一盘珠全集
医林口谱六法秘书

温　病

伤暑论
温证指归
瘟疫发源
医寄伏阴论
温热论笺正
温热病指南集
寒瘟条辨摘要

内　科

医镜
内科摘录
证因通考
解围元薮
燥气总论
医法征验录
医略十三篇
琅嬛青囊要
医林类证集要
林氏活人录汇编
罗太无口授三法
芷园素社痎疟论疏

女　科

广生编
仁寿镜
树蕙编
女科指掌
女科撮要
广嗣全诀
广嗣要语
广嗣须知
宁坤秘籍
孕育玄机
妇科玉尺
妇科百辨
妇科良方
妇科备考
妇科宝案
妇科指归
求嗣指源
坤元是保
坤中之要
祈嗣真诠
种子心法
济阴近编
济阴宝筏
秘传女科
秘珍济阴
女科万金方
彤园妇人科
女科百效全书

叶氏女科证治

妇科秘兰全书

宋氏女科撮要

茅氏女科秘方

节斋公胎产医案

秘传内府经验女科

儿　　科

婴儿论

幼科折衷

幼科指归

全幼心鉴

保婴全方

保婴撮要

活幼口议

活幼心书

小儿病源方论

幼科医学指南

痘疹活幼心法

新刻幼科百效全书

补要袖珍小儿方论

儿科推拿摘要辨症指南

外　　科

大河外科

外科真诠

枕藏外科

外科明隐集

外科集验方

外证医案汇编

外科百效全书

外科活人定本

外科秘授著要

疮疡经验全书

外科心法真验指掌

片石居疡科治法辑要

伤　　科

伤科方书

接骨全书

跌打大全

全身骨图考正

眼　　科

目经大成

目科捷径

眼科启明

眼科要旨

眼科阐微

眼科集成

眼科纂要

银海指南

明目神验方

银海精微补

医理折衷目科

证治准绳眼科

鸿飞集论眼科

眼科开光易简秘本

眼科正宗原机启微

咽喉口齿

咽喉论

咽喉秘集

喉科心法

喉科杓指

喉科枕秘

喉科秘钥

咽喉经验秘传

养　　生

易筋经

山居四要

寿世新编

厚生训纂

修龄要指

香奁润色

养生四要

养生类纂

神仙服饵

尊生要旨

黄庭内景五脏六腑补泻图

医案医话医论

纪恩录

胃气论

北行日记

李翁医记

两都医案

医案梦记

医源经旨

沈氏医案

易氏医按

高氏医案

温氏医案

鲁峰医案

赖氏脉案

瞻山医案

旧德堂医案

医论三十篇

医学穷源集

吴门治验录

沈芊绿医案

诊余举隅录

得心集医案

程原仲医案

心太平轩医案

东皋草堂医案

冰壑老人医案

芷园臆草存案

陆氏三世医验

罗谦甫治验案

周慎斋医案稿

临证医案笔记

丁授堂先生医案

张梦庐先生医案

养性轩临证医案

养新堂医论读本

祝茹穹先生医印

谦益斋外科医案

太医局诸科程文格

古今医家经论汇编

莲斋医意立斋案疏

医　史

医学读书志

医学读书附志

综　合

元汇医镜

平法寓言

寿芝医略

杏苑生春

医林正印

医法青篇

医学五则

医学汇函

医学集成

医经允中

医钞类编

证治合参

宝命真诠

活人心法（刘以仁）

家藏蒙筌

心印绀珠经

雪潭居医约

嵩厓尊生书

医书汇参辑成

罗氏会约医镜

罗浩医书二种

景岳全书发挥

新刊医学集成

寿身小补家藏

胡文焕医书三种

铁如意轩医书四种

脉药联珠药性食物考

汉阳叶氏丛刻医集二种